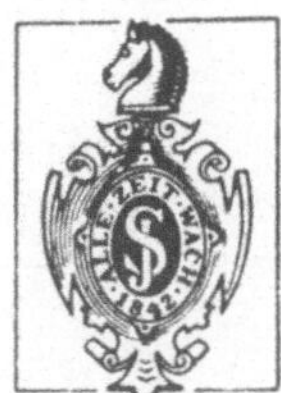

Presbyvertigo Presbyataxie Presbytinnitus

Gleichgewichts- und Sinnesstörungen im Alter

Herausgegeben von
C.-F. Claussen

Mit 81 Abbildungen

Springer-Verlag
Berlin Heidelberg New York Tokyo 1985

Prof. Dr. med CLAUS-FRENZ CLAUSSEN
Neurootologisches Forschungsinstitut der 4-G-Forschung e. V.
Kurhausstr. 12, D-8730 Bad Kissingen

Interdisziplinäres Kissinger Symposium der Gesellschaft zur Erforschung von Geruchs-,
Geschmacks-, Gehör- und Gleichgewichtsstörungen e. V.
(4-G-Forschung e. V.)

22.04. – 24.04.1983 Bad Kissingen

ISBN-13: 978-3-540-13790-0   e-ISBN-13: 978-3-642-70035-4
DOI: 10.1007/978-3-642-70035-4

CIP-Kurztitelaufnahme der Deutschen Bibliothek

Presbyvertigo, Presbyataxie, Presbytinnitus:
[interdisziplinäres Kissinger Symposium d. Ges. zur Erforschung von Geruchs-, Geschmacks-, Gehör- u.
Gleichgewichtsstörungen e. V., 22.04 – 24.04.1983 Bad Kissingen]
hrsg. von C.-F. Claussen.
Berlin; Heidelberg; New York; Tokyo: Springer, 1985.
    In d. Vorlage auch: 4-G-Forschung e. V.

NE: Claussen, Claus-Frenz [Hrsg.]; Gesellschaft zur Erforschung von Geruchs-, Geschmacks-, Gehör-
und Gleichgewichtsstörungen

Gesamtherstellung: Brühlsche Universitätsdruckerei, 6300 Gießen
2125/3130-543210

Vorwort

Der Altersaufbau und die Art der Erkrankungen hat sich bei den deutschen Patienten seit dem 2. Weltkrieg erheblich verändert. Die Zahl der älteren Menschen ist deutlich angewachsen. Damit haben sich auch die Alterserkrankungen statistisch vermehrt. Diese Beobachtung machen nicht nur die praktischen Ärzte, die Internisten, die Gerontologen, die Orthopäden und andere, sondern in besonderem Maße auch die Ärzte in den sinnesphysiologischen, praktisch-medizinischen Fächern, wie Hals-Nasen-Ohren-Heilkunde, Augenheilkunde und Nervenheilkunde. An den Grenzen zwischen den letztgenannten drei Fächern hat sich seit fast einem Jahrhundert die Neurootologie entwickelt. Störungen wie Presbyvertigo, Presbyataxie, Presbytinnitus und Presbyakusis, die das tägliche Leben des alternden Menschen in besonderem Maße beeinträchtigen, sind Gegenstand der wissenschaftlichen Forschung, der praktischen Diagnostik und der gezielten Therapie im Bereich der Neurootologie.

Parallel zur Veränderung des Altersaufbaus der deutschen Bevölkerung sind in den vergangenen Jahren auch die speziellen neurootologischen Diagnoseverfahren weiterentwickelt worden. Die unblutige Topodiagnostik von Sinnes- und Hirnleistungsstörungen wurde mit modernen Meßmethoden verfeinert. Eine Verbesserung hat ebenfalls die gezielte Pharmakotherapie dieser Krankheiten und Symptome erfahren. Die nichtinvasiven Diagnoseverfahren gestatten das Überwachen bzw. Monitoring einer unterstützenden medikamentösen Behandlung bei altersbedingter Degeneration bzw. dem Nachlassen der kombinierten Sinnes- und Hirnleistungsfunktion.

Die konservativen Untersuchungs- und Behandlungsverfahren waren Gegenstand des diesem Buche zugrunde liegenden wissenschaftlichen neurootologischen Symposiums mit dem Thema: „Schwindel, Ohrensausen und andere Sinnesstörungen im Alter – neue Erkenntnisse bezüglich Diagnose und Therapie", welches in der Zeit vom 22. bis 24. April 1983 in Bad Kissingen abgehalten wurde. Mit diesem Band versuchen wir, einem Bedürfnis der täglichen ärztlichen Praxis nach Orientierung, gezielter Information und auch spezieller Anregung auf dem Gebiet möglicher Diagnose- und Behandlungsverfahren für einen breiten Kreis von Ärzten nachzukommen. Zahlreiche medizinische Fächer können hier anknüpfen und sich im Verbund gegenseitig befruchten.

Bad Kissingen, im Sommer 1984 CLAUS-F. CLAUSSEN

Inhaltsverzeichnis

Mitarbeiterverzeichnis

Aust, G., Dr., Beratungsstelle für Hörbehinderte,
Paster-Behrens-Straße 81, D-1000 Berlin 47

Claussen, C.-F., Prof., Dr., Neurootologisches Forschungsinstitut
der 4-G-Forschung e. V., Kurhausstr. 12, D-8730 Bad Kissingen

Claussen, E., Dr., Kurhausstr. 12, D-8730 Bad Kissingen

Deeg, P., Priv.-Doz., Dr., Dr. med. habil., Deegenberg-Sanatorium –
Kurklinik für Innere Krankheiten, Burgstr. 21,
D-8730 Bad Kissingen

Kirtane, M. V., Prof. Dr., Neurootologisches Forschungsinstitut der
4-G-Forschung e. V., Kurhausstr. 12, D-8730 Bad Kissingen

Rubin, W., Prof., Dr., 3333 Kingman Street, 70002
4285 Metairie/Louisiana USA

Schäfer, W. D., Prof. Dr., Universitäts-Augenklinik, Joseph-Schneider-
Straße 11, D-8700 Würzburg

Presbyakusis und Presbyvertigo

G. Aust

Zusammenfassung

In der vorliegenden Studie wurde ein Kollektiv von 175 neurootologischen Routinepatienten zwischen 51 und 90 Jahren, unterteilt in vier Altersgruppen, untersucht.

Hierbei wurden statistische Daten zu Schwindelsymptomen, Sinnesleistungen von Gehör, Geruch, Geschmack und Sehen erhoben. In die Auswertung gingen ferner andere Pathomechanismen, wie z.B. Schädel-Hirn-Traumata oder auch Herz-Kreislauf-Erkrankungen ein.

Neurootologische Prüfungen zu vestibulo-okulären, vestibulo-spinalen, retino-okulären Störungen sowie audiometrische Tests ergänzen die anamnestischen Befunderhebungen.

Alle gewonnenen Daten werden mit den Ergebnissen der neurootologischen Datenerfassung nach Claussen (NODEC I-III) verglichen. Es ergaben sich Aussagen über den Zusammenhang zwischen pathologischen Befunden und dem Alter der untersuchten Personen, besonders bei Presbyakusis und Presbyvertigo.

Summary

In the present study, a group of 175 neuro-otological routine patients aged between 51 and 90 years, divided into four different age groups, was examined.

Statistical data on symptoms of giddiness, and on the sensory efficiency of hearing, smell, taste and sight were collected. Other pathological mechanisms also entered into the evaluation procedure, such as craniocerebral traumata or cardio-circulatory diseases for example.

Neuro-otological examinations of vestibulo-ocular, vestibulo-spinal and retino-ocular disturbances and audiometric tests completed the medical history data collected.

All data obtained were compared with the results of the neuro-otological data registration according to Claussen (NODEC I-III). Evidence emerged of the relationship between pathological findings and the age of the persons examined, especially in hardness of hearing and the unsteadiness of old age.

Résumé

Cette étude est basée sur l'examen d'un groupe de 175 patients neuro-otologiques de routine, âgés de 51 à 90 ans et divisés en quatre groupes selon leur âge.

Les symptomes de vertige et les acuités sonsorielles relatives â l'audition, l'odorat, le goût et la vision furent saisis en données statistiques. L'exploitation statistique fut étendue aux autres mécanismes pathogènes, comme par exemple les traumatismes cranio-cérébraux ou les affections cardio-vasculaires.

Les données de l'anamnèse ont été complétées par des épreuves fonctionnelles neuro-otologiques à la recherche de troubles vestibulo-oculaires, vestibulo-spinaux ou rétino-oculaires et par des tests audiométriques.

Toutes les données obtenues ont été comparées avec les résultats de la prise de données neuro-otologique selon Claussen (NODEC I-III). Il en ressort des conclusions sur les relations entre l'âge des patients et leur état pathologique, notamment en cas de presbyacousie et de vertige vestibulaire.

Resumen

En el presente estudio se investigó un colectivo de 175 pacientes neurootológicos rutinarios repartidos en cuatro diferentes grupos de edad entre 51 y 90 años.

Aquí se recolectaron datos estadísticos relativos a síntomas vertiginosos y rendimiento sensorial de audición, olfato, gusto y visión. En la evaluación se incluyeron además otros mecanismos patógenos como, por ejemplo, traumatismos encéfalo-craneanos o también enfermedades cardiovasculares.

Pruebas neurootológicas para los trastornos vestíbulo-oculares vestíbulo-espinales y retino-oculares así como tests audiométricos complementaron los hallazgos anamnésticos.

Todos los datos obtenidos fueron comparados con el registro de datos neurootológicos de Claussen (NODEC I-III). Se pudo establecer relaciones entre los hallazgos patológicos y la edad de los pacientes examinados, especialmente en casos de presbiacusia y vértigo senil.

1   Einleitung

Nach Kindheit, Jugend und Erwachsenenalter folgt die Stufe des ersten Alterns mit etwa 45 Jahren. Es entstehen die ersten Alterungsvorgänge, die sich mitunter auch bemerkbar machen können. Mit 65 Jahren beginnt das eigentliche Alter, das senile Alter oder die Seneszenz. Von 80 Jahren an spricht man vom Greisenalter, vom hohen Alter oder Senium. Das höchste Alter beginnt mit über 100 Jahren [30].

Beim alten Menschen kommt es u.a. zu einer allgemeinen Verlangsamung, bedingt durch Abnahme des körperlichen und geistigen Reaktionsvermögens. Es treten eine Unschlüssigkeit zu handeln sowie eine Einschränkung der Sinnesleistungen, wie Hör-, Seh-, Riech- und Schmeckfähigkeit, auf.

Im Jahre 1931 analysierte Critchley in der „Neurologie des Alters" [14] die strukturellen Veränderungen des Organismus mit zunehmendem Lebensalter. Proportional zum Alter fand er: ein vermindertes Hirnvolumen, reduzierte Hirnwindungen und verbreiterte Fissuren, besonders in den vorderen Abschnitten der Hemisphären, Zunahme der Liquorräume und Gewebsuntergang in Pons, Mittel- und Kleinhirn. Mikroskopisch ließ sich eine Abnahme von myelinisierten Nervenfasern und Dendriten feststellen.

Bourne [7] wies eine progrediente Abnahme von Purkinje-Zellen im Kleinhirn nach, die vom 30.–40. Lebensjahr ab beginnt. Während der Erwachsene im mittleren Alter eine Muskelmasse von 43% des Körpergewichts aufweist, ist diese bei einem älteren Menschen auf 25% vermindert. Die Ursache liegt in einer Degeneration von Muskelfasern, die nach dem Abbau der motorischen Endplatten unter Zunahme des Fettgewebes auftritt. Die Folge ist eine allgemeine Muskelschwäche, besonders in der für die aufrechte Haltung des Menschen wichtigen Rumpfmuskulatur.

Auch das *Gehör*, eines der wichtigsten Kommunikationsmittel, ist bei alten Menschen zunehmend beeinträchtigt. Die Altersschwerhörigkeit oder Presbyakusis tritt weitgestreut, vornehmlich im Bereich hoher Frequenzen, als sog. Hochtonschwerhörigkeit auf. Hinzu kommt eine Beeinflussung des Sprachverständnisses, wodurch der alte Mensch in seiner Umgebung zunehmend isoliert wird.

Es wird angenommen, daß sich der altersabhängige Hörverlust zu einem kleinen Teil aus einem Sinneszellausfall im Innenohr und zu einem größeren Teil aus einer Degeneration der zugehörigen Ganglienzellen der Hörbahn und weiter zentral liegender Schaltstellen zusammensetzt [31]. Andere Autoren [23] gliedern in eine neuronale bzw. zentral-nervale Hörminderung im Bereich der Frequenzen unterhalb 1000 Hz und in einen innenohrbedingten Hochtonabfall.

Nach Lehnhardt wird der Begriff der Altersschwerhörigkeit im Vergleich zur Zwangsläufigkeit der Alterssichtigkeit in Frage gestellt. Bei der Höreinschränkung alter Menschen werden Recruitmentäquivalente gefunden, die diese Form der Schwerhörigkeit in das Innenohr lokalisieren. Er nimmt vielmehr an, daß mit zunehmendem Lebensalter naturgemäß die Häufigkeit von Höreinschränkungen als Folge sich summierender Teilursachen wie arteriosklerotischer Mangeldurchblutung des Innenohrs, gelegentlichen Lärmbelästigungen, ototoxischen Medikamenten, Stoffwechselkrankheiten u.a. zunehmen muß, wofür Glorig u. Nixon [19] deshalb auch den Begriff Soziakusis geprägt haben.

Von Hinchcliffe [24], Jatho u. Heck [27] sowie Schmidt [36] wurden Altersbezugskurven zur Korrektur von Hörschwellen erarbeitet, welche jedoch keinen Aufschluß über den o.g. innenohrbedingten und neuronalen Anteil geben.

Die mit dem Alter abnehmende Verstehensleistung der Sprache, die sich beim Hören in geräuschvoller Umgebung bemerkbar macht, ist neben einem geringen peripheren Anteil überwiegend zentral bedingt und durch Abbauvorgänge im ZNS verursacht.

Eine Untersuchung an Mabanen, einem sudanesischen Volksstamm, ergab, daß diese im hohen Alter ebensogut hören wie ein etwa 30jähriger in den Industrienationen [34]. Als Ursachen werden eine fehlende Lärmbelastung und Ernährungsfaktoren angenommen.

Gegen die Lärmbelastung als Ursache der Presbyakusis spricht die Histologie des Innenohrs. Während man bei akustischen Schäden zunehmend Haarzellausfälle findet, fehlt dieser Befund bei Patienten mit Altersschwerhörigkeit. Mit dem Alter zunehmende sklerotische Veränderungen im Mittelohr können für die Presbyakusis ebenfalls nicht verantwortlich sein, da die Übertragung von hohen Frequenzen durch diese Veränderungen kaum beeinträchtigt wird.

Die im Alter auftretenden *Gleichgewichtsstörungen* werden in Analogie zur Presbyakusis und Presbyopie Presbyvertigo (Altersschwindel) genannt. Mit zunehmendem Lebensalter treten häufiger Gleichgewichtsbeschwerden auf, die sich als Unsicherheit, Stand- und Gangstörungen und häufiges Fallen charakterisieren lassen.

In der Literatur weichen verschiedene Arbeiten über Gleichgewichtsbeschwerden in ihren Ergebnissen voneinander ab. Nur wenige Autoren fanden keine Veränderungen [16], andere berichteten über vorwiegend vestibuläre Untererregbarkeit [1, 9, 10, 20, 22, 36, 38, 39], eine dritte Gruppe über Zunahme der vestibulären Übererregbarkeit [20, 21, 28].

Ausgehend von den o.g. und den alten Menschen betreffenden Störungen erhebt sich die Frage, ob eine altersabhängige Zunahme des angesprochenen Symptomenkreises besteht. Zudem erscheint es wichtig festzustellen, ob bei neurootologischen Untersuchungen Befunde bei alten Menschen noch als physiologisch angesehen werden dürfen, obwohl sie beim Vorkommen bei jungen Personen schon als pathologisch gelten.

2 Patientenkollektiv

Die Grundlage der vorliegenden Studie ist ein Kollektiv von 175 unausgesuchten Routinepatienten im Alter zwischen 51 und 90 Jahren, das für die Berechnung in 4 Altersgruppen unterteilt wurde:

Altersgruppe I: 51–60 Jahre
Altersgruppe II: 61–70 Jahre
Altersgruppe III: 71–80 Jahre
Altersgruppe IV: 81–90 Jahre.

Alters- und Geschlechtsverteilung sind in Tabelle 1 dargestellt.

Tabelle 1. Alters- und Geschlechtsverteilung

		Alter (Jahre)			
		51–60	61–70	71–80	81–90
Männlich					
Alter (J.)	n	17 (34,0%)	15 (30,0%)	8 (16,0%)	3 (12,0%)
	$\bar{x}$	55,18	66,60	75,88	81,67
	s	2,48	3,38	2,85	0,58
Weiblich					
Alter (J.)	n	33 (66,0%)	35 (70,0%)	42 (84,0%)	22 (88,0%)
	$\bar{x}$	54,97	65,91	73,74	83,86
	s	2,38	3,11	2,37	2,92
Gesamt					
Alter (J.)	n	50	50	50	25
	$\bar{x}$	55,05	66,12	74,10	83,60
	s	2,39	3,17	2,56	2,83

Auffällig ist der hohe Anteil an weiblichen Patienten, der mit steigendem Alter zunimmt. Dies ist einerseits Ausdruck der unterschiedlichen mittleren Lebenserwartung (Bundesrepublik Deutschland: Frauen 74,4 Jahre, Männer 67,9 Jahre), zum anderen aber auch ein Ergebnis der beiden Weltkriege [30].

3 Methodik

3.1 Neurootologische Anamnese

Jeder neurootologischen Untersuchung wurde eine spezielle Anamnese unter Verwendung des standardisierten Anamnesebogens NODEC III vorangestellt.

Er ist in die folgenden Teile gegliedert:

- Erfassung von Schwindelcharakteristik, -auslösung und -dauer und Bestehenszeit der Beschwerden,
- Untersuchung der Kopfsinne (Gehör, Geruch, Geschmack, Sehen),
- Erfassung größerer Pathomechanismen (Schädel-Hirn-Traumata, neurologische Leiden, Herz-Kreislauf- und internistische Erkrankungen, Medikamenteneinnahme).

3.2 Neurootologische Untersuchung

Die neurootologische Untersuchung gliedert sich in

- vestibulo-okuläre,
- vestibulo-spinale,
- retino-okuläre und
- audiometrische Tests.

Zur Aufzeichnung der Augenbewegungen bei den vestibulo-okulären und retino-okulären Prüfungen diente ein 3-Kanal-Elektronystagmograph (Typ Bad Kissingen, Fa. Sapper und Hortmann). Die Augenbewegungen werden dabei rechts horizontal in Spur 1, links horizontal in Spur 2 und links vertikal in Spur 3 registriert.

3.2.1 Vestibulo-okuläre Prüfung

3.2.1.1 Prüfung auf Spontannystagmus
Aufzeichnung der Spontanreaktion in Kalorisationsposition, Auswertung der zentralen Nystagmusfrequenz/30 s.

3.2.1.2 Bithermale kalorische Prüfung
Die kalorische Prüfung wurde entweder nach Claussen (Wassertemperatur 44 ° bzw. 30 °C, Wassermenge 20 ml, Spüldauer 30 s) oder mit der bithermalen Luftkalorisation (Lufttemperatur 24 ° bzw. 44 °C, Flow 6 l/min, Irrigationsdauer 30 s,

Luftkaloristat Airmatic von Sapper und Hortmann) durchgeführt. Zur Auswertung kam die zentrale Nystagmusfrequenz während 30 s mit nachfolgender graphischer Darstellung im Schmetterlingsschema [11]. Zusätzlich wurden auffällige Graphoelemente aus dem ENG in die Auswertung einbezogen.

3.2.2 Vestibulo-spinale Prüfung

3.2.2.1 Stehversuch nach Romberg
Beurteilt wurden: Normalverhalten, Schwankungs- und Falltendenz in seitlicher und anterior-posteriorer Richtung.

3.2.2.2 Unterberger Tretversuch
Der Tretversuch wurde teils mit und teils ohne fotografische Aufzeichnung, wie sie ein Cranio-Corpo-Gramm vorsieht, durchgeführt. Beurteilt wurden nach den Normbereichen im Cranio-Corpo-Gramm für ein ausgesuchtes Kollektiv [12]: Normalität, Drehung nach rechts und links, seitliche Abweichung nach rechts und links, laterale Schwankungsbreite und Knotungsmuster.

3.2.3 Retino-okuläre Prüfung

3.2.3.1 Blickpendelfolge
Als schneller und einfacher Test zur Beurteilung der Blickfolgeleistung und zugleich als Verfahren zur biologischen Eichung des Elektronystagmogramms eignet sich besonders die Blickpendelfolge.

Für die vorliegende Serie wurde als Stimulus der Digital-Eye-Track verwendet, bei dem sich der optische Reiz mit einer Amplitude von $\pm 15\,°$ und mit einer mittleren Geschwindigkeit von 20 °/s sinusförmig über einen stabförmigen Horizont bewegt. Der Patient folgt möglichst korrekt diesem Pendel. Bewertet wurden Nystagmusschläge, die die glatte Folgebewegung unterbrechen, getrennt für rechts- und linksgerichtete Schläge, über einen Winkel von 10 π nach den Richtlinien von Claussen [13].

3.2.3.2 Optokinetischer Nystagmus
Neben der Beurteilung der optokinetischen Leistung ist dieser Test besonders dazu geeignet, festzustellen, ob die Augen tatsächlich in der Lage sind, Nystagmusreaktionen auszuführen. Dies ist ein wichtiges differentialdiagnostisches Kriterium bei beidseitigen Labyrinthausfällen und bei Paresen.

Zur orientierenden Prüfung haben wir die Streifenmusterprojektion bei einer Geschwindigkeit von 30 °/s eingesetzt. Der Patient wurde hierzu aufgefordert, die auf dem Rundhorizont vorbeiziehenden Streifen zu zählen. Ausgewertet wurde die Nystagmusfrequenz in einem 10-s-Intervall.

3.2.4 HWS-Prüfung

Hierzu wurde das Nystagmogramm – in der Regel bei geschlossenen Augen – in aufrechter und dorsalreflektierter Position bei rechts- und linksgerichteter Kopfdrehung von mindestens 60 ° registriert. Ausgewertet wurden auftretende Nystagmusreaktionen hinsichtlich Drehung und Richtung.

3.2.5 Audiometrische Untersuchungen

3.2.5.1 Tonschwellenaudiogramm mit dem Philips-Audiometer HP 8741/20
Ausgewertet und statistisch berechnet wurden Ergebnisse der Luftleitungskurve, gesondert für das rechte und das linke Ohr, bei Testfrequenzen von 0,25 - 0,5 - 1,0 - 2,0 - 4,0 - 6,0 und 8,0 kHz.

3.2.5.2 Tympanometrie mit der Impedanzmeßbrücke Madsen ZO 73 in Kombination mit einem HP-xy-Schreiber
Testfrequenz: 220 Hz; Druck: ± 200 mm Ws.
   Ausgewertet wurden Compliance und Mittelohrdruck.

3.2.5.3 Stapediusreflexschwellenmessung in Kombination mit der Tympanometrie
Verwendete Frequenzen:
- für die kontralaterale Stapediusreflexschwellenmessung: 0,25 - 0,5 - 1,0 - 2,0 und 4,0 kHz,
- für die ipsilaterale Stapediusreflexschwellenmessung: 0,5 - 1,0 und 2,0 kHz.

4 Ergebnisse

4.1 Neurootologische Anamnese

4.1.1 Schwindelbeschwerden (Tabelle 2)

Unsicherheit, Fallneigung, Drehschwindel und Schwankschwindel sind, ihrer Häufigkeit nach geordnet, im vorliegenden Patientenkollektiv die häufigsten Beschwerden. Schwarzwerden vor den Augen und Liftgefühl folgen in großem

Tabelle 2. Schwindelbeschwerden (Häufigkeit in %)

	Alter (Jahre)			
	51–60	61–70	71–80	81–90
Schwankschwindel	30,0	38,0	42,0	40,0
Liftgefühl	2,0	4,0	0	0
Drehschwindel	38,0	44,0	38,0	32,0
Fallneigung	48,0	42,0	56,0	72,0
Schwarzwerden vor Augen	6,0	14,0	10,0	4,0
Unsicherheit	92,0	94,0	94,0	100,0

Abstand. Mit steigendem Alter nehmen Fallneigung, Schwankschwindel und Unsicherheit zu, wogegen der Drehschwindel im höheren Alter leicht abnimmt. Ein Maximum findet sich hierfür bei den 61- bis 70jährigen.

4.1.2 Vegetative Begleitsymptome (Tabelle 3)

Bis auf Kollapsneigung, die besonders bei den 71- bis 90jährigen doppelt so häufig vorhanden ist wie bei den 51- bis 70jährigen, zeigen die Nauseabeschwerden der untersuchten Altersgruppen keine eindeutige Altersabhängigkeit.

Tabelle 3. Vegetative Begleitsymptome (Häufigkeit in %)

	Alter (Jahre)			
	51–60	61–70	71–80	81–90
Schweißausbruch	8,0	12,0	16,0	4,0
Übelkeit	34,0	34,0	30,0	32,0
Würgen	16,0	10,0	8,0	12,0
Erbrechen	16,0	6,0	4,0	16,0
Kollaps	6,0	6,0	12,0	12,0

Tabelle 4. Schwindelauslösung (Häufigkeit in %)

	Alter (Jahre)			
	51–60	61–70	71–80	81–90
Kinetose	8,0	18,0	16,0	0
Kopfdrehen	36,0	30,0	42,0	40,0
Bücken	32,0	34,0	58,0	56,0
Aufstehen	62,0	70,0	78,0	76,0
Blickwendung (seitlich)	0	8,0	22,0	8,0
Blick nach oben/unten	32,0	44,0	42,0	52,0
Ohne Anlaß	18,0	14,0	16,0	16,0

4.1.3 Schwindelauslösung (Tabelle 4)

Aufstehen, Bücken, Blick nach oben und unten und Kopfdrehen sind bei dem untersuchten Kollektiv die häufigsten schwindelauslösenden Mechanismen. Ihnen folgen in größerem Abstand Schwindelanfälle ohne Anlaß, Kinetose und seitliche Blickwendung.

Mit steigendem Alter nimmt die Häufigkeit der erstgenannten Auslösemechanismen besonders beim Blick nach oben und unten zu.

4.1.4 Dauer der Schwindelbeschwerden (Tabelle 5)

Als häufigste Bestehenszeit werden Jahre angegeben, gefolgt von Monaten, Wochen, Jahrzehnten und Tagen. Eine Abhängigkeit zwischen dem Alter der Patienten und der Bestehenszeit der geklagten Schwindelbeschwerden zeichnet

Tabelle 5. Bestehenszeit der Schwindelbeschwerden (Häufigkeit in %)

	Alter (Jahre)			
	51–60	61–70	71–80	81–90
Seit				
Tagen	4,0	2,0	0	4,0
Wochen	14,0	22,0	2,0	16,0
Monaten	28,0	32,0	26,0	20,0
Jahren	42,0	38,0	42,0	48,0
Jahrzehnten	0	6,0	8,0	12,0

Tabelle 6. Dauer des Schwindelanfalls (Häufigkeit in %)

	Alter (Jahre)			
	51–60	61–70	71–80	81–90
1–2 s	26,0	40,0	18,0	36,0
Minuten	30,0	22,0	24,0	20,0
Stunden	10,0	10,0	8,0	8,0
Tage	14,0	0	6,0	0
Wochen	10,0	0	0	0
Monate	4,0	0	2,0	0
Langdauernd gleichmäßig	4,0	6,0	22,0	20,0
Langdauernd an- und abschwellend	16,0	20,0	20,0	12,0

sich bei Monaten, Jahren und besonders bei Jahrzehnten ab, wobei die „jüngeren" Patienten ihre Beschwerden häufiger seit Monaten und die „älteren" dagegen häufiger seit Jahren und Jahrzehnten haben.

4.1.5 Dauer des Schwindelanfalls (Tabelle 6)

Schwindel von Sekunden- und Minutendauer wird von den untersuchten Patienten am häufigsten angegeben, erst mit größerem Abstand rangieren die Schwindeldauer Stunden Tage, Wochen und Monate.

Mit einer mittleren Auftretenshäufigkeit konnten wir einen lang anhaltenden, gleichmäßigen sowie einen an- und abschwellenden Schwindel beobachten.

Die einzelnen Altersgruppen geben ihre Schwindeldauer recht unterschiedlich an; so wird sekundenlanger Schwindel bei den 71- bis 80jährigen selten, minutenlanger und langandauernder Schwindel dagegen häufiger beschrieben. Tage und Monate anhaltender Schwindel wird fast nur von den „jüngeren" Patienten angegeben.

4.1.6 Sehstörungen (Tabelle 7)

Unschärfe und, seltener, Bewegungseindrücke sowie Doppelbilder werden von den Patienten als schwindelbegleitende Sehstörungen angegeben.

Das Symtpom „Unschärfe" zeigt eine deutliche Häufung mit zunehmendem Alter, während Bewegungseindrücke mit zunehmendem Alter abnehmen. Doppelbilder und Blindheit lassen keine eindeutige Altersabhängigkeit erkennen.

Tabelle 7. Sehstörungen (Häufigkeit in %)

	Alter (Jahre)			
	51–60	61–70	71–80	81–90
Unschärfe	18,0	32,0	42,0	40,0
Doppelbilder	4,0	8,0	10,0	4,0
Bewegungseindrücke	10,0	14,0	6,0	0

Tabelle 8. Ohren-Anamnese (Häufigkeit in %)

	Alter (Jahre)			
	51–60	61–70	71–80	81–90
Tinnitus				
Rechts	32,0	40,0	34,0	36,0
Links	22,0	34,0	24,0	44,0
Empfunden als				
Rauschen	30,8	35,0	46,7	66,7
Ton	46,2	45,0	40,0	33,3
Pulsation	23,1	20,0	13,3	0
Schwerhörigkeit				
Rechts	34,0	44,0	22,0	48,0
Links	28,0	40,0	38,0	48,0

4.1.7 Ohrenanamnese (Tabelle 8)

Bei 47,5% der Patienten wird über Tinnitus geklagt, wobei die rechte Seite häufiger angegeben wird als die linke. Mit steigendem Alter nimmt der Tinnitus gleichmäßig zu.

Auffallend sind Angaben zur Charakteristik des Tinnitus: die Empfindung „Rauschen" nimmt mit steigendem Alter zu, die Empfindungen „Ton" und „Pulsation" mit steigendem Alter ab. Ohrdruck wird überwiegend von den „jüngeren" Altersgruppen beschrieben.

Schwerhörigkeit findet sich bei 57% der untersuchten Patienten. Hier ist eine nicht ganz lineare, aber doch eindeutige Zunahme mit steigendem Alter festzustellen. Eine Ausnahme bilden die 61- bis 70jährigen, die auffallend häufiger Schwerhörigkeit angeben als die 71- bis 80jährigen.

4.1.8 Weitere Pathomechanismen

4.1.8.1 Schädel-Hirn-Trauma (Tabelle 9)

Ein Schädel-Hirn-Trauma wird in der Vorgeschichte von über ⅓ der Patienten in allen Altersgruppen angegeben, wobei keine eindeutige Altersabhängigkeit festzustellen ist. Man muß aber annehmen, daß die Patienten, bei denen ein Trauma Monate bis 5 Jahre zurückliegt, in erster Linie wegen ihrer posttraumatischen

Tabelle 9. Schädel-Hirn-Trauma (Häufigkeit in %)

	Alter (Jahre)			
	51–60	61–70	71–80	81–90
Trauma vor				
Monaten	4,0	2,0	4,0	4,0
1 Jahr	0	0	4,0	4,0
2–5 Jahren	6,0	8,0	4,0	12,0
6–10 Jahren	4,0	2,0	2,0	4,0
Mehr als 10 Jahren	26,0	26,0	16,0	12,0

Beschwerden zur neurootologischen Untersuchung kamen, weil posttraumatische Gleichgewichtsbeschwerden besonders im Alter über einen längeren Zeitraum bestehen bleiben können.

4.1.8.2 Neurologische Krankheiten

Neurologische Krankheiten werden in der Anamnese von den 51- bis 60jährigen und 61- bis 70jährigen zu je 12%, von den 71- bis 80jährigen zu 22% und den 81- bis 90jährigen zu 20% angegeben. Es ist demnach eine Zunahme im hohen Alter zu erkennen, wobei Insulte und degenerative Prozesse eine bedeutende Rolle spielen.

Tabelle 10. Internistische Krankheiten (Häufigkeit in %)

	Alter (Jahre)			
	51–60	61–70	71–80	81–90
Hypertonus	28,0	30,0	44,0	36,0
Hypotonus	32,0	16,0	8,0	4,0
Arteriosklerose	0	2,0	6,0	4,0
Herzinsuffzienz	6,0	30,0	52,0	64,0
Zustand nach Herzinfarkt	8,0	14,0	8,0	8,0
Diabetes mellitus	12,0	12,0	22,0	32,0
Nierenleiden	16,0	26,0	12,0	24,0

4.1.8.3 Internistische Krankheiten (Tabelle 10)

Herzinsuffizienz, Hypertonus, Hypotonus, Nierenleiden und Diabetes mellitus sind die häufigsten beobachteten internistischen Erkrankungen des vorliegenden Patientenkollektivs, gefolgt von Zustand nach Herzinfarkt und Arteriosklerose. Letztere ist sicher zu niedrig angegeben, da es sich um eine ärztliche Diagnose handelt, die dem Patienten oft nicht bekannt ist. Mit steigendem Alter nehmen Herzinsuffizienz, Hypertonus und Diabetes mellitus deutlich zu, Hypotonus hingegen ab.

4.1.9 Medikamenteneinnahme (Tabelle 11)

Die Einnahme von Medikamenten nimmt mit steigendem Alter in der Gruppe „sonstige Medikamente" zu. Darunter fallen Kardiaka, Antihypertensiva, Anti-

Tabelle 11. Medikamenteneinnahme (Häufigkeit in %)

	Alter (Jahre)			
	51–60	61–70	71–80	81–90
Ototoxische Medikamente	4,0	4,0	0	4,0
Hormone	8,0	0	0	0
Sedativa	20,0	16,0	14,0	12,0
Antivertiginosa	26,0	46,0	24,0	12,0
Sonstige	66,0	86,0	92,0	96,0
Nikotin	20,0	16,0	6,0	0

diabetika und Geriatrika, wobei eine enge Korrelation mit den unter Abschn. 4.1.8.3 angeführten internistischen Krankheiten besteht. Mit steigendem Alter nimmt bei Hormonen, Sedativa, Antivertiginosa und Nikotin als Genußmittel die Häufigkeit der Einnahme ab.

4.2 Neurootologische Untersuchungsergebnisse

4.2.1 Vestibulo-okuläre Prüfungen

4.2.1.1 Prüfung auf Spontannystagmus (Tabellen 12–15)
Bei 124 von 175 Patienten (70,9%) wurde ein Spontannystagmus in Kalorisationsposition registriert. In Tabelle 12 findet sich keine eindeutige Abhängigkeit zwischen Alter und Richtung; es gibt jedoch eine leichte Häufigkeitszunahme des Spontannystagmus in beiden hohen Altersgruppen.

Tabelle 12. Prüfung auf Spontannystagmus (Häufigkeit absolut und in %)

	Alter (Jahre)			
	51–60	61–70	71–80	81–90
Rechtsgerichtet	18 (36%)	9 (18%)	7 (14%)	7 (28%)
Linksgerichtet	6 (12%)	8 (16%)	7 (14%)	2 (8%)
Richtungswechselnd	9 (18%)	18 (36%)	24 (48%)	9 (36%)
Gesamt	33 (66%)	35 (70%)	38 (76%)	18 (72%)

Tabelle 13. Prüfung auf Spontannystagmus, Richtungscharakteristik (Häufigkeit in %, 124 von 175 Patienten)

	Alter (Jahre)			
	51–60	61–70	71–80	81–90
Nach rechts	54,5	25,7	18,4	38,9
Nach links	18,2	22,9	18,4	11,1
Richtungswechselnd	27,3	51,4	63,2	50,0
Aufwärts	24,2	5,7	5,3	5,6
Abwärts	18,2	22,9	10,5	22,2

Tabelle 14. Prüfung auf Spontannystagmus – Nystagmus-Koordination nach Typen (Häufigkeit in %, 124 von 175 Patienten). Typ I koordinierte Augenbewegungen; Typ II konvergente Dissoziation; Typ III divergente Dissoziation; Typ IV monokuläre Parese

	Alter (Jahre)			
	51–60	61–70	71–80	81–90
Typ I	84,9	72,2	71,8	73,7
Typ II	3,0	5,6	5,1	0
Typ III	9,1	16,7	17,9	26,3
Typ IV	3,0	5,6	5,1	0

Tabelle 15. Prüfung auf Spontannystagmus, Altersstruktur und Richtungsintensität (absolute Häufigkeit in %, 124 von 175 Patienten)

		Alter (Jahre)			
		51–60	61–70	71–80	81–90
Rechtsgerichtet	n	27	27	31	16
	X̄	19,2	18,3	21,0	21,8
	s	10,2	9,2	7,3	7,2
Linksgerichtet	n	15	27	32	12
	X̄	17,1	18,2	22,1	19,6
	s	8,1	8,9	10,9	7,5

Tabelle 13 zeigt für die Richtungscharakteristik eine besonders hohe rechtsgerichtete Reaktion der Altersgruppe 51–60 Jahre, kombiniert mit häufigen, aufwärtsgerichteten Schlägen.

Tabelle 14 läßt eine auffallende Häufigkeitszunahme von Koordinationstyp III mit steigendem Alter erkennen.

Laut Tabelle 15 besteht keine signifikante Altersabhängigkeit der rechts- und linksgerichteten Intensität des Spontannystagmus, wobei allerdings auch richtungswechselnde Reaktionen mitberücksichtigt wurden.

4.2.1.2 Kalorische Reaktionsergebnisse (Tabellen 16–19)
In Tabelle 16 kommt es nur beim Mittelwert der Warmreaktion rechts zur erwarteten kalorischen Frequenzzunahme mit steigendem Alter, alle anderen Reaktio-

Tabelle 16. Kalorische Reaktionsergebnisse, zentrale Nystagmusfrequenz/30 s (absolute Häufigkeit in %)

	Alter (Jahre)			
	51–60	61–70	71–80	81–90
44 °C rechts				
n	47	46	49	19
X̄	43,9	47,5	48,7	50,2
s	19,1	21,5	23,7	27,8
30 °C rechts				
n	49	48	50	19
X̄	46,2	51,5	49,7	47,7
s	17,5	16,8	25,7	25,0
44 °C links				
n	47	46	49	19
X̄	47,4	53,9	49,0	45,2
s	19,0	21,8	24,2	28,0
30 °C links				
n	49	48	50	19
X̄	52,3	53,3	49,6	49,8
s	15,7	20,7	24,6	23,8

Tabelle 17. Kalorische Reaktionsergebnisse, trinäre Codierung (Häufigkeit in %). Code 0 Normalbefund; Code 1 Nystagmushemmung; Code 2 Nystagmusenthemmung

	Alter (Jahre)			
	51–60	61–70	71–80	81–90
44 °C rechts				
Code 0	66,0	60,9	59,2	26,3
Code 1	14,9	8,7	8,2	26,3
Code 2	19,2	30,4	32,7	47,4
30 °C rechts				
Code 0	75,5	68,8	56,0	36,8
Code 1	4,1	2,1	8,0	26,3
Code 2	20,4	29,2	36,0	36,8
44 °C links				
Code 0	68,1	63,0	53,1	42,1
Code 1	4,3	4,4	10,2	21,1
Code 2	27,7	32,6	36,7	36,8
30 °C links				
Code 0	73,5	58,3	56,0	47,4
Code 1	0	6,3	10,0	15,8
Code 2	26,5	35,4	34,0	36,8
Gesamt				
Code 0	70,8	62,8	56,1	38,2
Code 1	5,7	5,3	9,1	22,4
Code 2	23,4	31,9	34,8	39,5

nen zeigen ein wechselndes Bild, wobei die linksseitigen Reaktionen bei der ältesten Patientengruppe sogar niedriger liegen als bei den jüngeren.

Nach trinärer Codierung der Untersuchungsergebnisse mit Hilfe der statistischen Normbereiche der Schmetterlingsvestibulometrie [13], lassen sich in Tabelle 17 bei allen 4 Reaktionen mit steigendem Alter eine Abnahme der Normalbefunde, eine leichte Zunahme der Hemmungsbilder und eine deutliche Zunahme der Enthemmungszustände erkennen. Besonders deutlich zeigt sich dieser Trend in der Zusammenfassung aller Reaktionen.

Unter Einbeziehung dieser Ergebnisse findet sich jetzt eine Erklärung für die in Tabelle 16 beschriebene Zunahme der Standardabweichung bei den 71- bis 90jährigen, die einen hohen Anteil sowohl an Hemmungsbildern als auch an Enthemmungsbildern aufweisen.

In Tabelle 18 ist erwartungsgemäß der Typ I, die koordinierte Augenbewegung, vorherrschend. Nach ihrer Häufigkeit folgen Typ IV (monokuläre Parese), Typ II (konvergente Dissoziation) und Typ III (divergente Dissoziation). Nach Altersgruppen geordnet zeigt Typ I mit steigendem Alter eine Zunahme, während Typ II und IV eine Abnahme aufweisen.

In Tabelle 19 erkennt man für die Charakteristika Amplitudenhemmung und Dysrhythmie eine eindeutige Häufigkeitszunahme mit steigendem Alter. Das kalorisch ausgelöste Nystagmussignal weist demnach eine mit dem Alter zunehmende Variabilität auf.

Tabelle 18. Kalorische Reaktionsergebnisse, Nystagmuskoordination nach Typen (Häufigkeit in %). Typ I koordinierte Augenbewegungen; Typ II konvergente Dissoziation; Typ III divergente Dissoziation; Typ IV monokuläre Parese

	Alter (Jahre)			
	51–60	61–70	71–80	81–90
44 °C rechts				
Typ I	85,1	82,6	87,7	94,7
Typ II	4,3	0	4,1	5,3
Typ III	0	8,7	4,1	0
Typ IV	10,6	8,7	4,1	0
30 °C rechts				
Typ I	75,5	77,1	84,0	84,2
Typ II	10,2	8,3	6,0	5,3
Typ III	0	2,1	4,0	0
Typ IV	14,3	12,5	6,0	10,5
44 °C links				
Typ I	76,6	80,4	93,9	94,7
Typ II	4,3	0	0	0
Typ III	4,3	4,4	4,1	0
Typ IV	14,9	15,2	2,0	5,3
30 °C links				
Typ I	83,7	91,6	90,0	94,7
Typ II	4,1	2,1	0	0
Typ III	0	0	2,0	0
Typ IV	12,2	6,3	8,0	5,3
Gesamt				
Typ I	80,2	83,0	88,9	92,1
Typ II	5,7	2,7	2,5	2,6
Typ III	1,0	3,7	3,5	0
Typ IV	13,0	10,6	5,1	5,3

Tabelle 19. Zusatzinformationen aus dem kalorischen Nystagmussignal (Häufigkeit in %)

	Alter (Jahre)			
	51–60	61–70	71–80	81–90
Amplitudenenthemmung	0	6,0	6,0	21,1
Amplitudenhemmung	16,0	22,0	26,0	42,1
Dysrhythmie	6,0	10,0	12,0	36,8
Schwer identifizierbares Signal	12,0	8,0	14,0	5,3

4.2.2 Vestibulo-spinale Prüfung

4.2.2.1 Stehversuch nach Romberg (Tabelle 20)

Nach der Häufigkeit ihres Vorkommens gegliedert, läßt die Tabelle 20 die folgende Rangordnung der Befunde erkennen: seitliches Schwanken, Normalbefunde und Schwanken nach vorn und hinten. Mit Abstand folgen Fallneigung seitlich sowie Fallneigung nach vorn und hinten. Bei diesem Test offenbart sich z.T. eine deutliche Altersabhängigkeit. Während die Normalbefunde mit steigen-

Tabelle 20. Vestibulo-spinale Prüfung, Stehversuch nach Romberg (Häufigkeit in %)

	Alter (Jahre)			
	51–60	61–70	71–80	81–90
Normal	52,1	46,5	13,6	4,8
Schwanken seitlich	25,0	39,5	45,5	76,2
Schwanken vorn-hinten	12,5	18,6	40,9	42,9
Fallneigung seitlich	14,6	9,3	27,3	9,5
Fallneigung vorn-hinten	14,6	11,6	29,6	14,3

dem Alter abnehmen, werden seitliches Schwanken und Schwanken nach vorn und hinten häufiger. Fallneigung in beiden Ebenen ist nicht eindeutig dem Alter zugeordnet: hier zeigt sich eine Häufung dieses Befundes bei den 71- bis 80jährigen.

4.2.2.2 Tretversuch nach Unterberger (Tabelle 21)

Nach ihrer Häufigkeit beurteilt, rangieren hier Knotungsmuster und verbreiterte Lateralschwankungen mit Abstand vor einer übernormalen Rechtsdrehung, Rechtsabweichung, Linksdrehung und Linksabweichung, während nur wenige Normalbefunde registriert werden konnten.

Tabelle 21. Vestibulo-spinale Prüfung, Unterberger Tretversuch (Häufigkeit in %)

	Alter (Jahre)			
	51–60	61–70	71–80	81–90
Normal	16,7	7,0	10,9	5,0
Rechtsdrehung	41,7	37,2	21,7	5,0
Linksdrehung	16,7	18,6	26,1	15,0
Rechtsabweichung	35,4	30,2	19,6	0
Linksabweichung	20,8	14,0	26,1	10,0
Erhöhte				
Schwankungsbreite	22,9	25,6	52,2	60,0
Knotungsmuster	60,4	69,8	73,9	95,0

Eine altersbedingte Zunahme weisen insbesondere Schwankungsbreite und Knotungsmuster auf, während Rechtsdrehung, Rechtsabweichung und Normalbefunde ein umgekehrt proportionales Verhältnis zum Alter zeigen. Linksdrehung und -abweichung besitzen ein Maximum des Vorkommens bei 71- bis 80jährigen.

4.2.3 Retino-okuläre Prüfung

4.2.3.1 Horizontale Blickpendelfolge (Tabelle 22)

Die Mittelwerte der rechts- und linksgerichteten Nystagmusschläge über 10 π demonstrieren eine nahezu gleichmäßige altersabhängige Zunahme der die glatte Folgebewegung unterbrechenden Nystagmusschläge. Die Standardabweichun-

Tabelle 22. Horizontale Blickpendelfolge 10-pi-Auswertung (absolute Häufigkeit)

		Alter (Jahre)		
		51–60	61–70	71–80	81–90
Nystagmus					
Rechtsgerichtet	n	37	48	49	19
	$\bar{x}$	9,68	10,94	11,98	15,05
	s	9,70	5,34	4,21	3,17
Linksgerichtet	n	37	48	49	19
	$\bar{x}$	8,76	10,25	12,39	13,95
	s	4,46	4,64	4,30	3,42
Gestört in bezug auf Normbereich		45,7%	60,4%	73,5%	89,5%

Tabelle 23. Optokinetischer Nystagmus; Streifenmusterprojektion (30 °/s), Nystagmusschläge/30 s (absolute Häufigkeit in %)

		Alter (Jahre)		
		51–60	61–70	71–80	81–90
Rechtsgerichtet	n	46	49	29	19
	$\bar{x}$	27,7	27,5	28,5	27,4
	s	3,4	5,3	4,4	3,6
Linksgerichtet	n	46	49	29	19
	$\bar{x}$	28,1	28,0	28,3	25,5
	s	3,5	5,1	5,1	4,4

gen nehmen mit steigendem Alter ab, ein besonders hoher Wert fällt beim Rechtsnystagmus der 51- bis 60jährigen auf. Werden die Normbereichskriterien nach Claussen [13] zugrunde gelegt, so nimmt die Häufigkeit der gestörten Reaktionen mit dem Alter eindeutig zu.

4.2.3.2 Optokinetischer Nystagmus mit Streifenmusterprojektion (Tabelle 23)
Die Mittelwerte der rechts- und linksgerichteten Nystagmusreaktionen weichen nur unwesentlich voneinander ab. Eine Altersabhängigkeit ist hier nicht zu erkennen; allerdings haben die 81- bis 90jährigen den jeweils niedrigsten Wert. Die Einzelwerte streuen, wie die Standardabweichung erkennen läßt, nur gering um den Mittelwert.

4.2.4 HWS-Prüfung (Tabelle 24)

Bei 68 der 175 Patienten liegen Ergebnisse vor: Bei aufrechter Kopfposition wird eine altersabhängige Zunahme von Nystagmusreaktionen beobachtet. Die Werte für die Linksdrehung liegen höher als die für die Rechtsdrehung. Bei dorsalflektiertem Kopf zeigt sich keine Altersabhängigkeit, doch ist die Zahl der nachgewiesenen Nystagmusreaktionen größer als in aufrechter Position. Auch hier ergeben sich für die linke Seite höhere Werte.

Tabelle 24. Ergebnisse der HWS-Prüfung, Nystagmus bei Kopfdrehung (Häufigkeit in %, 68 von 175 Patienten)

	Alter (Jahre)			
	51–60	61–70	71–80	81–90
Kopf aufrecht				
Torsion nach rechts	21,1	40,0	40,0	55,6
Torsion nach links	26,3	52,0	66,7	77,8
Kopf dorsalflektiert				
Torsion nach rechts	52,6	72,0	46,7	66,7
Torsion nach links	68,4	92,0	80,0	77,8

Tabelle 25. Tonschwellenaudiogramm, Luftleitung (Häufigkeit in %)

	Alter (Jahre)			
	51–60	61–70	71–80	81–90
Frequenz (Hz)				
Rechtes Ohr				
250 $\bar{X}$	17,6	23,3	28,8	28,2
s	14,0	17,6	14,6	20,3
500 $\bar{X}$	17,9	25,4	31,1	29,6
s	13,6	18,7	16,6	19,7
1 000 $\bar{X}$	23,0	28,5	32,3	31,4
s	14,8	19,3	17,6	19,0
2 000 $\bar{X}$	28,0	34,9	40,8	43,6
s	14,5	17,2	19,2	20,5
4 000 $\bar{X}$	31,7	41,4	48,4	55,0
s	19,7	20,2	20,6	15,0
6 000 $\bar{X}$	38,2	51,1	60,3	68,2
s	21,4	19,5	22,0	12,1
8 000 $\bar{X}$	32,1	50,6	62,7	70,5
s	20,4	18,3	21,1	11,7
Linkes Ohr				
250 $\bar{X}$	17,2	18,3	29,1	32,7
s	11,3	12,3	18,2	22,0
500 $\bar{X}$	16,8	22,4	29,2	31,4
s	12,0	19,1	19,2	22,7
1 000 $\bar{X}$	18,6	21,6	31,2	33,2
s	15,0	13,2	22,2	22,6
2 000 $\bar{X}$	22,1	30,5	40,1	39,6
s	15,1	15,2	20,3	16,8
4 000 $\bar{X}$	29,6	39,9	48,3	55,9
s	20,7	19,6	22,2	13,2
6 000 $\bar{X}$	39,4	48,7	60,4	65,0
s	20,2	17,4	23,6	11,4
8 000 $\bar{X}$	34,6	51,5	65,3	72,7
s	15,8	18,8	22,5	15,6

4.2.5 Audiometrie

4.2.5.1 Tonschwellenaudiogramm (Tabelle 25)

In allen Altersgruppen ist mit steigender Testfrequenz eine Zunahme des Hörverlusts erkennbar; desgleichen findet sich eine altersabhängige Zunahme des Hörverlusts. Beim Mittelwertvergleich (t-Test) ist ein großer Teil der Gruppen-und Frequenzunterschiede statistisch signifikant. Die Ergebnisse stehen in engem Zusammenhang mit den Angaben in der Ohrenanamnese und der Zunahme von Hörstörungen mit steigendem Alter.

Tabelle 26. Tympanometrie-Compliance (Häufigkeit in %)

	Alter (Jahre)			
	51–60	61–70	71–80	81–90
Compliance				
Rechts				
Normal	83,7	66,7	76,2	75,0
Hoch	16,3	13,9	9,5	0
Flach	0	19,4	14,3	25,0
Links				
Normal	79,1	66,7	76,2	87,5
Hoch	16,3	11,1	9,5	0
Flach	2,3	16,7	9,5	12,5
Mittelohrdruck				
Rechts				
Normal	90,7	91,7	95,2	87,5
–100 mm Ws	4,7	5,6	4,8	12,5
Über 100 mm Ws	2,3	2,8	0	0
Links				
Normal	83,7	75,0	85,0	87,5
–100 mm Ws	11,6	2,8	15,0	12,0
Über 100 mm Ws	2,3	0	0	0

4.2.5.2 Tympanometrie (Tabelle 26)

Für die Compliance liegen hier Normbefunde erwartungsgemäß an der Spitze der Häufigkeit; in großem Abstand folgen Tympanogramme mit flacher und schließlich mit hoher Compliance. Die Mittelohrdrücke sind in der Mehrzahl normal, gefolgt von leichtem und schließlich hohem Unterdruck.

4.2.5.3 Stapediusreflexschwellenmessung (ipsilateral: Tabelle 27; kontralateral: Tabelle 28)

Aus beiden Aufstellungen ist zu entnehmen, daß die Einzelwerte nur gering um den Mittelwert streuen, die Standardabweichung ist entsprechend niedrig.

Ein Altersbezug ist nur teilweise erkennbar, die Mittelwerte steigen jedoch in der Regel mit wachsendem Alter an, besonders im Bereich der hohen Frequenzen. Eine Ausnahme bildet die Gruppe der 71- bis 80jährigen, die leicht bessere Reflexschwellen aufweist als die der 61- bis 70jährigen. Mit zunehmender Frequenz ist, wie auch im Tonschwellenaudiogramm sichtbar, eine Erhöhung der mittleren Reflexschwellen festzustellen.

Tabelle 27. Stapediusreflex-Schwellenmessungen, ipsilaterale Reflexe (Mittelwerte in %)

	Alter (Jahre)			
	51–60	61–70	71–80	81–90
Sondenohr				
Rechts				
500 Hz $\bar{X}$	91,0	93,9	88,5	92,9
s	5,9	5,2	6,6	9,1
1 000 Hz $\bar{X}$	89,0	92,5	87,1	92,1
s	6,5	6,1	7,8	8,6
2 000 Hz $\bar{X}$	91,8	93,8	93,2	94,3
s	6,6	5,2	7,8	7,3
Links				
500 Hz $\bar{X}$	92,1	91,3	91,7	90,7
s	5,5	6,3	7,0	7,9
1 000 Hz $\bar{X}$	89,7	91,5	89,0	91,4
s	5,7	6,3	7,1	7,5
2 000 Hz $\bar{X}$	93,4	93,5	93,0	93,1
s	6,9	6,1	5,9	8,0

Tabelle 28. Stapediusreflex-Schwellenmessungen, kontralaterale Reflexe (Mittelwerte in %)

	Alter (Jahre)			
	51–60	61–70	71–80	81–90
Sondenohr				
Rechts				
250 Hz $\bar{X}$	89,9	90,5	87,5	92,9
s	8,6	8,7	11,1	6,4
500 Hz $\bar{X}$	88,1	90,0	87,5	92,1
s	7,1	8,8	8,2	4,9
1 000 Hz $\bar{X}$	89,4	91,2	88,4	91,4
s	6,8	8,6	9,1	7,5
2 000 Hz $\bar{X}$	90,9	93,8	90,3	95,0
s	6,8	8,6	10,1	5,8
4 000 Hz $\bar{X}$	93,1	96,4	92,3	105,0
s	7,4	8,8	11,8	8,2
Links				
250 Hz $\bar{X}$	89,6	90,9	89,1	91,9
s	9,7	8,6	11,5	7,1
500 Hz $\bar{X}$	87,4	90,3	87,7	89,4
s	8,0	7,8	10,6	8,2
1 000 Hz $\bar{X}$	88,2	91,4	88,5	90,0
s	7,3	9,0	10,0	7,6
2 000 Hz $\bar{X}$	91,4	94,4	92,4	92,5
s	8,9	8,3	10,5	8,0
4 000 Hz $\bar{X}$	91,6	95,9	99,1	100,0
s	9,2	10,0	11,8	12,8

Tabelle 29. Neurootologische Diagnosen (Häufigkeit in %)

	Alter (Jahre)			
	51–60	61–70	71–80	81–90
Normal	6,0	4,0	0	8,0
Peripher				
Rechts	12,0	6,0	6,0	4,0
Links	6,0	2,0	4,0	0
Beidseits	0	2,0	6,0	16,0
Zentral				
Rechts	6,0	8,0	4,0	4,0
Links	4,0	0	2,0	8,0
Diffus	42,0	44,0	44,0	20,0
Kombiniert peripher				
und zentral	8,0	10,0	12,0	24,0
Grenzbefund	2,0	0	4,0	0
Störung objektivierbar,				
nicht lokalisierbar	14,0	24,0	18,0	16,0

4.2.6 Neurootologische Diagnose als Synopsis der Teiltests (Tabelle 29)
Bei allen Patienten zusammen treten zentrale Gleichgewichtsstörungen mit 46%
am häufigsten auf, gefolgt von objektivierbaren, nicht lokalisierbaren (18%), peripheren (16%), kombiniert peripheren und zentralen Störungen (13,5%) und
Grenzbefunden (1,5%). Ein Normalbefund ließ sich in 4,5% aller Fälle diagnostizieren.

Auffallend ist bei den 81- bis 90jährigen die Häufung von peripheren und kombiniert peripheren und zentralen Reaktionsmustern, ein Phänomen, das bereits
im Abschn. 4.2.1.2 angesprochen wurde. Hierdurch ist der Anteil der zentralen
Muster auf 32% gegenüber 50% bzw. 52% bei den anderen Altersgruppen sichtlich
herabgemindert.

5 Diskussion

Die Ergebnisse der vorliegenden Studie wurden aus einem Kollektiv von Routinepatienten im Stadium des ersten Alters, des eigentlichen Alters und des Greisen-
alters erhoben. Nach den eingangs genannten strukturellen Veränderungen des
Organismus in diesem Alter sind Abbaumechanismen des ZNS zu erwarten.

Werden die Ergebnisse der neurootologischen Anamneseerhebung des vorliegenden Patientenkollektivs mit denen der Datenbänke NODEC I (n = 3609,
Alter 42,8 ± 18,6 Jahre) und NODEC III (n = 10 001, Alter 42,1 ± 18,2 Jahre) [13]
verglichen, so zeigt sich bei unserer Patientengruppe ein deutliches Überwiegen
von Unsicherheit und Fallneigung. Drehschwindel und Schwankschwindel liegen etwa im gleichen Bereich, während Liftgefühl und Schwarzwerden vor den
Augen seltener angegeben werden. Bei den vegetativen Beschwerden liegen
Übelkeit und Kollaps höher, Erbrechen hingegen niedriger als bei NODEC I
und III.

Bei der Schwindeldauer haben Sekunden und Stunden dauernder Schwindel etwa die gleiche Häufigkeit, wogegen Tage, Wochen und Monate dauernder Schwindel häufiger anzutreffen ist. Der langdauernde gleichmäßige und der fluktuierende Schwindel liegt bei unserem Kollektiv um das 3- bis 4fache höher.

Hörstörungen, Tinnitus und Sehstörungen finden sich bei unseren Patienten etwa doppelt so häufig wie bei NODEC I und III. Bei den großen Pathomechanismen wurden von unserem Kollektiv Herz-Kreislauf-Leiden zu etwa ⅓ häufiger angegeben, Diabetes mellitus und Nierenleiden liegen um das 3- bis 4fache höher, während neurologische Krankheiten etwa gleiche Häufigkeit aufweisen.

Nach der neurootologischen Anamnese haben sowohl die Beschwerden der Patienten als auch die Häufigkeit schwindelauslösender Krankheiten zugenommen. Hierbei muß berücksichtigt werden, daß zum Vergleich nur das Gesamtkollektiv herangezogen wurde, die Zunahme zwischen den einzelnen Altersgruppen wurde bereits im Teil „Ergebnisse" (s. Abschn. 4) beschrieben.

Beim Vergleich der Ergebnisse der kalorischen Prüfung zwischen unseren Patienten und den Daten in NODEC I und III, die mit der gleichen Untersuchungstechnik erhalten wurden, findet man eine deutliche Zunahme der zentralen Nystagmusfrequenz. Die weit streuenden Werte der Standardabweichung deuten auf ein sehr unterschiedliches Reaktionsverhalten hin.

Untersuchungen an Patienten mit zerebralem Sauerstoffmangel [33] und bei Normalpersonen unter hoher Orthostase in der LBNP-Box [3, 4, 5] haben eine Reduzierung der Nystagmusamplituden in Richtung „Kleinschrift" und eine Frequenzzunahme in Richtung Nystagmusenthemmung ergeben. Eine Erhöhung der Nystagmusfrequenz bei Herz-Kreislauf-Leiden, zerebralen Durchblutungsstörungen und Gefäßveränderungen konnte nachgewiesen werden [6, 13, 15, 37]. In diesem Rahmen sehen wir auch die Ergebnisse der kalorischen Vestibularisprüfung, denn bei unserem Kollektiv nimmt, wie beschrieben, mit steigendem Alter die Häufigkeit dieser Leiden zu. Die eingangs genannten zerebralen Degenerationsvorgänge gehen als zusätzlicher Faktor mit ein.

Bei der neurootologischen Diagnose überwiegen zentrale Störungsmuster. Die besonders bei den 71- bis 90jährigen auffallende Häufung peripherer Reaktionstypen ist z.T. dadurch zu erklären, daß auch zentrale Hemmungsbilder bestehen können. Diese erscheinen bei alleiniger Beurteilung der kalorischen Nystagmusfrequenz als periphere Muster. Unter Hinzunahme weiterer Parameter, wie Nystagmusamplitude und Koordinationstyp sowie Einbeziehung weiterer neurootologischer Tests, lassen sich diese weiter differenzieren.

Fregly et al. [17] untersuchten eine große Zahl von Normalpersonen verschiedenen Alters mit der sog. Ataxie-Test-Batterie. Sie stellten eine altersabhängige Leistungsabnahme des vestibulo-spinalen Systems bei allen verwendeten Tests (Gehen, Stehen mit offenen und geschlossenen Augen, verschärfter Romberg, Stehen auf einem Bein mit geschlossenen Augen) fest.

Besonders deutlich ist die Leistungsabnahme zwischen den 17- bis 42jährigen und den 43- bis 50jährigen beim Stehen mit offenen und geschlossenen Augen und beim Stehen auf einem Bein mit geschlossenen Augen, während beim Gehen mit offenen Augen und beim „verschärften Romberg" eine kontinuierliche Abnahme besteht.

Claussen, Aust, Breu und Köpf haben mittels der Cranio-Corpo-Graphie an gemischten Kollektiven, bestehend aus Normalpersonen und Patienten, Normbereiche erarbeitet und typische Reaktionsmuster beschrieben [2, 8, 12, 13, 29].

Die bei unserem Patientenkollektiv auftretenden Knotungs- und pathologischen Lateralschwankungsmuster sind danach als Reaktionsmuster zentraler Gleichgewichtsstörungen anzusehen, wobei sich auch die von Fregly beschriebene altersabhängige Zunahme bestätigt findet.

Statistische Analysen der horizontalen Blickpendelfolge durch Claussen [13] und Frölich [18] an gemischten Kollektiven für die 10-π-Auswertung ergaben, daß mehr als 10 die glatte Folgebewegung unterbrechende Nystagmusschläge nach rechts und/oder links für eine zentrale retino-okuläre Störung sprechen. Bei unseren Patienten liegen die Mittelwerte nur bei den 51- bis 60jährigen unter der angegebenen Normgrenze, bei den älteren Patientengruppen hingegen darüber. Auch hier ist eine deutliche Zunahme gestörter Muster mit steigendem Alter, als Ausdruck einer zentral gestörten optokinetischen Folgebewegung der Augen, zu erkennen. Der durch Streifenmusterprojektion ausgelöste optokinetische Nystagmus weist eine hohe Stabilität auf und eignet sich deshalb nicht zur Bestimmung diskreter Altersveränderungen im retino-okulären System.

Strömungsveränderungen in den zum Gehirn führenden Gefäßen, den Aa. vertebralis und Aa. carotis, führen – je nach Ausmaß – zu unterschiedlich lokalisierten und ausgedehnten Störungen der Hirnfunktion.

Veränderungen in den Vertebralarterien oder den von ihnen abgehenden Gefäßen können Gleichgewichtsstörungen in Form der Ataxiemuster der Kopf-Körper-Steuerung bzw. als Nystagmusenthemmung verursachen. Hierauf baut sich unsere HWS-Prüfung in Anlehnung an Hülse et al. [25, 26] und Moser et al. [32] auf. Während die Drehung des Kopfs in aufrechter Position Auskunft gibt über eine funktionelle Kopfgelenkstörung, deuten Nystagmusreaktionen bei Dorsalflexion und gleichzeitige Drehung des Kopfs auf eine vertebro-basiläre Insuffizienz hin. Danach zeigt unser Patientenkollektiv mit steigendem Alter eine Zunahme von funktionellen Kopfgelenkstörungen. Zeichen einer vertebro-basilären Insuffizienz nehmen mit dem Alter ebenfalls zu, ein Maximum weist hier jedoch die Gruppe der 61- bis 70jährigen auf. Die geringe Zahl bei den 71- bis 90jährigen ist wahrscheinlich darauf zurückzuführen, daß in diesem Alter die Beweglichkeit der Kopfgelenke eingeschränkt ist, weshalb eine Rückwärtsneigung und gleichzeitige Seitendrehung nur noch in geringerem Maße möglich ist.

Eine ein- oder beidseitige Hörstörung wurde durchschnittlich von 57% unserer Patienten angegeben, gegenüber 53,3% bei NODEC III. Für Tinnitus liegen die Werte bei 47,5% gegenüber 43,4% bei NODEC III. Beim Vergleich der NODEC-III-Daten mit unserer ältesten Gruppe nimmt diese Differenz weiter zu (s. Tabelle 8). Werden die Daten der Hörprüfung mit den Korrekturwerten für die Altersschwerhörigkeit von Schmidt [36] verglichen, so liegt bei unseren 50- bis 80jährigen der mittlere Hörverlust, besonders im Bereich der tiefen Frequenzen, höher. Bei Frequenzen von 4,0–8,0 kHz gleichen sich beide Gruppen an. Nur bei den 81- bis 90jährigen decken sich die Daten beider Kollektive. Bei 8,0 kHz liegt der Hörverlust der Standardkurve noch höher. Die o.g. Differenz im Tief-und Mitteltonbereich ist u.E. durch die Zahl der Patienten mit einem über die altersphysiologische Norm hinausgehenden Hörverlust bedingt.

Literatur

1. Arslan M (1957) The senescence of the vestibular apparatus. Pract Oto-Rhino-Laryngol 19:457
2. Aust G (1976) Das CCG in der neurootologischen Diagnostik im Kindesalter. Z Laryngol Rhinol 55:855
3. Aust G, Hordinsky JR, Stauder B (1978) Vestibular changes under orthostatic stress. Preprints of 1978 Annual Scientific Meeting of the Aerospace Medical Association in New Orleans, pp 138–139
4. Aust G, Stauder B (1979) Die kalorische Nystagmusreaktion unter Orthostasebelastung. Arch Oto-Rhino-Laryngol 223 (2–4):348
5. Aust G, Hordinsky JR, Schmelzer B (1980) Male and female characteristics in vestibular testing: a step toward the selection of the best participants for space flight. Acta Astronautica 7:1323
6. Bergmann de Bertora J, Bertora G (1981) Schwindel bei Herz-Kreislauf-Leiden. Verhandl GNA VIII:403
7. Bourne GH (1957) Aging from a biological and cellular point of view. Hobson, Modern Trends in Geriatrics. Hoeber, New York
8. Breu B (1971) Die Cranio-Corpo-Graphie, eine einfache Technik zur objektiven Registrierung und Auswertung von Körperstellreaktionen. Inaugural-Diss., Berlin
9. Brookler KH, Pulec JL (1970) Computer analysis of electronystagmography records. Trans Am Acad Ophtal Otolaryngol 74:563
10. Brunner A, Norris TW (1971) Age-related changes in caloric nystagmus. Acta Otolaryngol [Suppl] (Stockh) 282
11. Claussen C-F (1969) Das Frequenzmaximum des kalorisch ausgelösten Nystagmus I als Kennlinienfunktion des geprüften Vestibularorgans. Acta Otolaryngol (Stockh) 67:639
12. Claussen C-F (1970) Über eine Gleichgewichtsfunktionsprüfung mit Hilfe der Craniocorpographie (CCG) und Polarkoordination im Raume. Arch Klin Exp Ohr-Nas.- u. Kehlkopfheilk 196:256
13. Claussen C-F (1981) Schwindel. Symptomatik, Diagnostik, Therapie. Ein Leitfaden für Klinik und Praxis. Edition m + p Dr. Werner Rudat, Hamburg Neu-Isenburg
14. Critchley M (1931) The neurology of old age. Lancet I:1119
15. Deeg P, Schneider KW, Claussen C-F (1978) Über eine Myocardiopathie mit Schwindel. Verhandl GNA VI:839
16. Fregly AR, Graybiel A (1970) Labyrinthine defects as shown by ataxia and caloric tests. Acta Otolaryngol (Stockh) 69:216
17. Fregly AR (1974) Vestibular ataxia and its measurement in man. In: Handbook of Sensory Physiology, Vol VI/2: Vestibular System. Springer, Berlin Heidelberg New York, pp 321-360
18. Frölich E (1976) Die Augenbewegungen bei sinusförmiger Pendelfolge. Inaugural-Diss., Würzburg
19. Glorig A, Nixon J (1960) Distribution of hearing loss in various populations. Ann Otol (St. Louis) 69:497
20. Gramowsky HH, Unger E (1969) Experimentelle vestibuläre Habitation bei jungen und älteren Versuchspersonen. Z Laryngol Rhinol 3:207
21. Guedry FE (1950) Age as a variable in postrotational phenomena. Project NM 001063.01.19. Tulane University and U.S. Naval School of Aviation Medicine, Pensacola, Fl. Joint Project, Report 19
22. Haas E(1964) Zur Frage der Altersabhängigkeit der Drehreizschwelle. Z Laryngol Rhinol 43:238
23. Hansen CC, Reske-Nielsen E (1965) Pathological studies in Presbyacusis. Arch Otolaryngol 82:115
24. Hinchcliffe R (1959) The threshold of hearing as a function of age. Acustica 9:303
25. Hülse M, Partsch, CJ, Wolff HD (1975) Akuter zervikaler Schwindel. Z Laryngol Rhinol 24:263
26. Hülse M (1982) Differentialdiagnose der Schwindelbeschwerden bei funktionellen Kopfgelenkstörungen und bei vertebrobasilärer Insuffizienz. HNO 30:440
27. Jatho K, Heck K-H (1959) Schwellenaudiometrische Untersuchungen über die Progredienz der Altersschwerhörigkeit und Charakteristik der Altersschwerhörigkeit in den verschiedenen Lebensabschnitten (zugleich ein Beitrag zur Pathogenese der Presbyacusis). Z Laryngol Rhinol 38:72

28. Jung R, Tönnies JF (1948) Die Registrierung und Auswertung des Drehnystagmus' beim Menschen. Klin Wochenschr 26:513
29. Köpf B (1978) Über die quantitative und qualitative Auswertung eines sensiblen vestibulo-spinalen Tests des Unterbergschen Tretversuchs mittels der Cranio-Corpo-Graphie. Inaugural-Diss., Würzburg
30. Lachnit K-S (1982) Geriatrische Aspekte in der Praxis. DÄV, Köln
31. Lehnhardt, E (1978) Praktische Audiometrie. Lehrbuch und synoptischer Atlas. Thieme, Stuttgart
32. Moser M, Conraux C, Greiner GF (1972) Der Nystagmus cervikalen Ursprungs und seine statistische Bedeutung. Mschr Ohrenheilk 106:259
33. Moser M (1976) Die Mangeldurchblutung der vestibulären Zentren. Z Lanryngol Rhinol Otol 55:665
34. Rosen S (1961) Hearing tests on Sudanese tribesmen. VII. Int. ENT Congres, Paris
35. Rossberg, G (1964) Die Altersabhängigkeit der vestibulären Leistungsfähigkeit. Ein Beitrag zur Regulationsfunktion des Vestibularis-Systems. Arch Klin Exp Ohr-Nas.- u. Kehlkopfheilk 181:475
36. Schmidt PH (1967) Presbyacusis. Int Audiol [Suppl] 1
37. Schneider KW (1975) Kardiogen bedingte Schwindelerscheinungen. Verhandl GNA IV:385
38. Van der Laan FL, Oosterveld WJ (1974) Age and vestibular function. Aerospace Med 45 (5): 540
39. Zelenka J, Slavinova B (1964) Changes of labyrinth function due to age. Cs Otolaryngol 13:21

Quantitative Untersuchungsverfahren zur objektiven Diagnostik von Schwindel und Tinnitus im Alter

Cranio-Corpo-Graphie – Elektronystagmographie – Evozierte Potentiale

C.-F. Claussen und E. Claussen

Zusammenfassung

Typische Symptome des älteren Menschen sind Vertigo und Tinnitus. Hierbei stellt sich die Frage, ob es sich bei der Ursache um eigenständige Krankheiten oder um typisch altersabhängige Degenerationen sensorischer Regelkreise handelt.

Die modernen Methoden der Neurootologie ermöglichen heute eine genauere Differentialdiagnostik bei Presbyvertigo und Presbytinnitus. Das größte Verdienst kann hierbei der schnellen Entwicklung der Elektronik zugeschrieben werden. Mit ihrer Hilfe ist es erst möglich geworden, Nystagmusmessungen oder auch evozierte Potentiale durch spezielle Computer-Programme auszuwerten und so in großem Umfange einer gezielten, klinischen Diagnostik zugänglich zu machen.

In der folgenden Arbeit werden die Cranio-Corpo-Graphie, die Elektronystagmographie sowie die akustisch evozierten Potentiale besprochen.

Im einzelnen sind die Möglichkeiten der modernen Computertechnologie sowohl zur Erfassung klinischer Daten als auch zur detaillierten Auswertung gewonnener Meßparameter aufgezeigt.

An Fallbeispielen wird die Leistungsfähigkeit der neurootologischen Differentialdiagnostik demonstriert.

Summary

Vertigo and tinnitus are characteristic complaints of elderly people. The question arises whether the etiology in a particular patient is some specific disease, or merely senile degenerative changes in sensory regulatory mechanisms.

Modern neuro-otological techniques now enable a more precise differential diagnosis to be made in patients with presbyvertigo or presbytinnitus. This progress is principally due to the rapid development of electronics, which has made it possible to evaluate nystagmographic measurements or evoked potentials by the use of specialized computer program. It has thus made possible precise clinical diagnosis over a wide field.

The present paper discusses craniocorpography, electronystagmography and acoustic evoked potentials.

The paper demonstrates the ability of modern computer technology both to handle clinical data and to provide a detailed evaluation of test results.

Case histories are used to illustrate the scope of neuro-otological differential diagnosis.

Résumé

Les vertiges et les bourdonnements d'oreille sont des syptômes typiques des personnes âgées. Dans ce contexte, il se pose la question de savoir si des maladies propres ou des dégénérations typiques du système de régulation sensoriel en relation avec l'âge constituent l'affection causale.

Les méthodes modernes de la neuro-otologie permettent aujourd'hui un diagnostic différentiel plus exact en cas de vertiges et des bourdonnements d'oreille chez les personnes âgées (presby-vertigo et presby-tinnitus). Le plus grand mérite dans ce domaine appartient à l'évolution rapide de l'électronique. Grâce à celle-ci il a été possible par des programmes spéciaux d'ordinateur d'exploiter des mesures de nystagmus ou bien des potentiels évoqués rendre ainsi accessibles, dans une large mesure, à un diagnostic clinique spécifique.

L'exposé suivant traite la cranio-corpographie, l'électronystagmographie ainsi que les potentiels évoqués acoustiquement.

Les possibilités de la technologie moderne de l'ordinateur aussi bien pour l'enregistrement des données cliniques que pour l'exploitation détaillée des paramètres mesurés sont traitées en particulier.

L'efficacité du diagnostic différentiel neuro-otologique est démontrée sur des cas individuels.

Resumen

El mareo y el sintomas an típicos acufeno est del sujeto de edad avanzada. A menudo se plantea la interrogante de si ellos son provocados por enfermedades propiamente tales o si se trata simplemente de alteraciones degenerativas de los circuitos sensoriales respectivos producidas por el envejecimiento.

Los métodos modernos de la Neuro-Otología posibilitan hoy en día un diagnóstico diferencial de mayor precisión en el caso del mareo y el acufeno senil. En esta materia cabe atribuír el mayor mérito al desarrollo acelerado de la electrónica. Sólo con su ayuda ha sido posible evaluar, recurriendo a programas computarizados especiales, las mediciones del nistagmus y de los potenciales evocados y acceder de esta manera a un diagnóstico clínico certero.

En el trabajo que sigue a continuación se discuten la Craneocorpografía, la Electronistagmografía y los potenciales acústicos evocados.

Se exponen en particular las posibilidades de aplicación de la tecnología moderna de computación tanto en el registro de los datos clínicos como en la evaluación detallada de los parámetros de medición que se obtienen.

Recurriendo a casos clínicos se demuestra la capacidad de rendimiento del diagnóstico diferencial neuro-otológico.

1 Einleitung

Das Alter ist der letzte Abschnitt individuellen Daseins, dessen Endstufe als Greisenalter bezeichnet wird. Die angloamerikanische Literatur kennt zusätzlich den Begriff des „Predeath" („Vortod"), der in etwa ¾ aller Fälle dem eigentlichen klinischen Tod vorausgeht, eine Periode, die durch Immobilität, Inkontinenz bzw. eingeschränkter Wahrnehmungsfähigkeit gekennzeichnet ist.

Das Älterwerden ist ein normaler Bestandteil des menschlichen Lebens, begleitet von einer schrittweisen Reduzierung der Reservekapazitäten vieler Organe und Funktionen, die in unterschiedlicher Weise betroffen sein können. Beispielhaft seien als typische Erkrankungen des Seniums genannt:

- Altershypertonus
- Altersdiabetes
- Altersosteoporose mit u.a. häufigen Schenkelhalsfrakturen
- Schlaganfall
- Herzerkrankungen
- Krebserkrankungen, vor allem das Prostatakarzinom des Mannes bzw. das Mammakarzinom der Frau
- Basalzellkarzinom für beide Geschlechter
- Morbus Parkinson

Sie nehmen alle graduell zum Alter hin an Häufigkeit zu.

Besonders erwähnt sei in diesem Zusammenhang der „Normal Pressure Hydrocephalus (NPH)", bei dem die Hirndegeneration zu einer charakteristischen Symptomentrias aus Demenz, Gangstörungen vom Dyspraxietyp und Harninkontinenz führt.

Das biologische Lebensalter des Menschen läßt sich in gewissem Grade am Wachstumszustand des Organismus, seinen Gewebe- und Organveränderungen erkennen bzw. bestimmen. Neben morphologisch faßbaren Substanzunterschieden werden vom Säuglings- bis zum Greisenalter den einzelnen Lebensstufen bestimmte Rollen, Rechte und Pflichten sozioökonomischer Art zugewiesen, deren Übernahme und Erfüllung in enger Beziehung zum Lebensalter stehen.

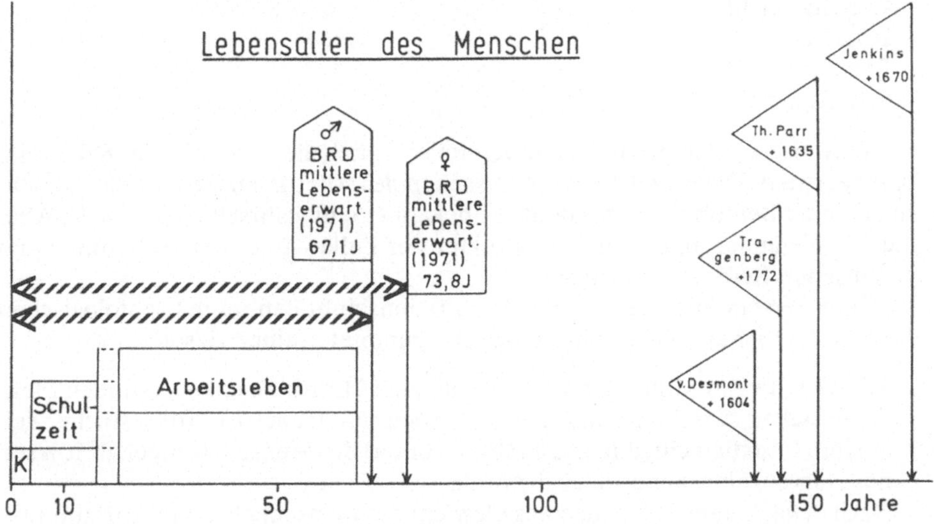

Abb. 1. Übersicht über die mögliche Spanne und wichtige Abschnitte des menschlichen Daseins

Durch seinen heute geänderten sozialen Status kann der ältere Mensch auftretende körperliche und geistige Behinderungen in vielen Fällen kompensieren oder durch Training überspielen. Sicherlich trägt die sehr langsame Entwicklung der typischen Alterserkrankungen zu diesem Phänomen bei. Die in ihrer Summe gravierenden Beeinträchtigungen können so „in kleinen Schritten" adaptiert werden. Neben den physiologischen Änderungen laufen parallel komplexe Verschaltungen bzw. gegenseitige Beeinflussungen des psychosozialen Umfeldes ab.

Quantifiziert man die mögliche Lebensspanne in Jahren, so ist es dem Menschen möglich, drei Dekaden – 1 Jahr, 10 Jahre, 100 Jahre – zu erleben (Abb. 1). Von Methusalem und anderen mehr als 100jährigen berichtet bereits die Bibel; allerdings sind solche historischen Überlieferungen wissenschaftlich nicht überprüfbar. In der Literatur wird häufig auf das außerordentlich hohe Lebensalter folgender Personen hingewiesen:

- Thomas Parr starb 152jährig im November 1635.
- Henry Jenkins starb 169jährig im Dezember 1670.
- Katharina, Gräfin von Desmont, starb 140jährig im Jahre 1604.
- Über das Leben von Christian Jakobsen Tragenberg, der im Alter von 145 Jahren und 325 Tagen am 9. Oktober 1772 starb, liegt sogar eine sehr genaue Dokumentation vor. Gerade seine Biographie ist ein Hinweis auf eine mögliche Lebensspanne des Menschen von 145 Jahren. In der Regel ist die Lebenserwartung des einzelnen aber beträchtlich niedriger.

Die Gerontologie als Wissenschaftszweig beschäftigt sich mit dem gesamten Spektrum der Alterungsprozesse, wobei die Seneszenz aus biologischer, medizinischer und psychosozialer Sicht untersucht wird.

Im Rahmen der Hals-Nasen-Ohren-Heilkunde bemüht sich die *Neurootologie* um Diagnose und Differentialdiagnose altersbedingter Störungen der Sinnesfunktionen. Hierher gehören Beeinträchtigungen des

- Gleichgewichts
- Hörens
- Riechens
- Schmeckens.

Teilweise werden hierbei fachübergreifend auch die Probleme des Sehens im Alter gestreift. Die grundlegenden Ursachen des Alterns sind trotz vieler wissenschaftlicher Bemühungen bis heute unbekannt. Sehr wahrscheinlich ist die Ätiologie in Veränderungen der Ultrastruktur der Zelle – und hier vornehmlich im genetischen Bereich – zu suchen.

Zum Verständnis altersbedingter Funktionseinbußen im neurootologischen Bereich sei hier auf einige physiologische Parameter hingewiesen:

- Von den etwa 10 Milliarden Nervenzellen der Hirnrinde eines gesunden Menschen stellen zwischen dem 20. bis 70. Lebensjahr täglich ca. 50 000 solcher Zellen ihre Funktion ein, d.h. in 50 Jahren verliert der Mensch weniger als 10% seines Nervenzellbestands der Hirnrinde.
- Nach etwa 75 Jahren hat sich das Gewicht des menschlichen Gehirns um 10%, die Blutdurchströmung um 20% vermindert.

– Die Nervenleitgeschwindigkeit verringert sich vom 30. bis 90. Lebensjahr um 10%.
Im Vergleich dazu sinkt das Herzminutenvolumen in der gleichen Zeitspanne um ca. 40%.

Mißt man die Anzahl spezieller Rezeptoren, z.B. die Geschmacksknospen der Zunge, dann haben diese Sinnesendstellen sogar ⅔ ihres Bestandes eingebüßt.

Die moderne Differentialdiagnostik, verbunden mit einer konservativen Therapie, ermöglicht es zunehmend, die Integrität des einzelnen in physischer und psychischer Hinsicht bis ins Greisenalter zu bewahren.

Deshalb kann man heute auch für die älteste Personengruppe nicht mehr klare, an Jahren orientierte Einteilungen aufrechterhalten, da der biologische Zustand bei vielen Älteren besser ist, als er bei Gleichaltrigen vor einem halben Jahrhundert war.

2 Vertigo und Tinnitus im Alter, spontane Zeichen einer zentralnervösen Dysregulation

Vertigo und Tinnitus sind typische Symptome des älteren Menschen. Wie bei Altersschwerhörigkeit bzw. Altersweitsichtigkeit stellt sich die Frage, ob es sich hierbei um Zeichen einer eigenständigen Krankheit oder um altersabhängige Störungen sensorischer Regulationskreise im Rahmen einer degenerativen Entwicklung handelt.

Vertigo

Schwindel ist das subjektiv erlebte Signal eines inneren Datenkonflikts, bei dem die Ist-Wert/Soll-Wert-Beziehungen oder die gegenseitigen Datenabstimmungen gestört sind. Insofern kann man den „Schwindel" auch mit der „Error"-Message auf dem Bildschirm bei einem Computerversagen vergleichen.

Schwindel befällt den Menschen besonders bei gestörtem Zusammenspiel verschiedener Organe und/oder dem Ausfall einzelner Sinne, etwa der Innenohrbogengangsapparate oder der Innenohrstatolithen. Daneben kann Schwindel auch als Folge des Alterungsverlaufs auftreten, dann nämlich, wenn die eigentlichen Konzepte des assoziativen Begreifens – also der Koordination der Sinneseindrücke vom Raum, der eigenen Lage im Raum, von Lichteinfall, von Bewegung usw. – durch degenerative Prozesse beeinträchtigt sind. Oftmals kann der betroffene Mensch die genannten Verschlechterungen des Befindens in erstaunlichem Maße kompensieren. Treten jedoch andere Erkrankungen bzw. Belastungen hinzu, erschöpft sich diese hohe Anpassungsfähigkeit, und die Symptome treten erneut in den Vordergrund. In Tabelle 1 sind die Schwindelsymptome älterer Menschen entsprechend dem von uns benutzten systematischen Anamneseschema NODEC[1] III, bezogen auf die neurootologische Datenbank NODEC IV, tabellarisch dargestellt.

---

1 NODEC = Neurootologische Datenerfassung nach Claussen

Tabelle 1. Vorkommen von Schwindelsymptomen (in %) bei älteren Menschen im Patientenkollektiv NODEC IV (n = 10 335 unausgewählte Fälle)

Symptome	NODEC IV 10 335 = 100%	51- bis 60jährige 1 965 = 100%	61- bis 70jährige 1 033 = 100%	71- bis 80jährige 313 = 100%
Schwankschwindel	39,1	44,9	49,6	54,2
Liftschwindel	5,3	5,8	5,2	1,6
Drehschwindel	35,9	43,0	35,2	34,3
Fallneigung	19,7	26,1	24,5	22,8
Blackout	19,7	24,1	19,6	14,7
Unsicherheit	35,2	45,0	45,0	51,0
Schweißausbruch	11,9	14,0	12,2	9,7
Übelkeit	30,1	34,7	32,1	27,1
Würgen	3,7	4,7	3,0	2,3
Erbrechen	15,1	18,8	16,6	16,1
Kollaps	5,8	9,0	7,5	5,2

Tinnitus

Ohrgeräusche sind akustische Phänomene, die auch ohne äußere Ursache wahrgenommen werden können.

Hält sich beispielsweise ein normaler Mensch in einem schallgedämpften bzw. reflexionsarmen Raum auf, so nimmt er Geräusche wahr, die ihren Ursprung in phyisologischen Vorgängen der unmittelbaren Nachbarschaft der empfindlichen Innenohrorgane haben. Normalerweise schaltet man diese Wahrnehmungen unterbewußt aus; außerdem maskiert der übliche Schallpegel von 20–30 dB den „physiologischen Tinnitus".

Grundsätzlich lassen sich Ohrgeräusche in objektive und/oder subjektive einteilen (Abb. 2):

Objektive, physikalisch meßbare Ohrgeräusche („Bruits"). Solche Geräusche können vaskulären, muskulären oder anatomischen Ursprungs sein:
– Vaskuläre Bruits sind in der Regel auf eine arteriovenöse Kommunikation (Shunt) zurückzuführen; gehört werden die pulssynchronen Strömungsgeräusche.

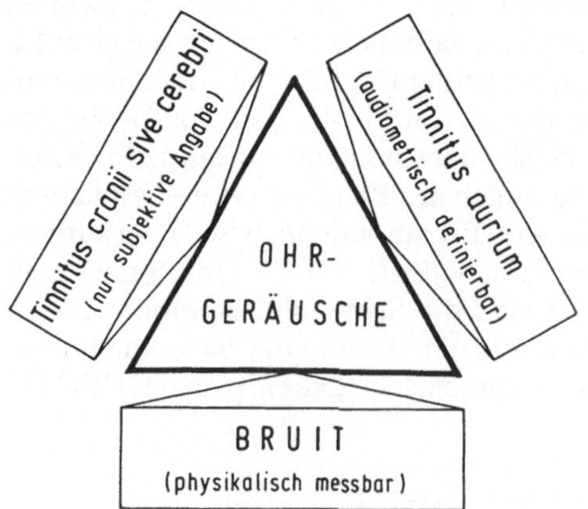

Abb. 2. Einteilung von Ohrgeräuschen

- Muskuläre Bruits entstehen meist durch Kontraktionen der Mittelohr- oder Tubenmuskeln; die wahrgenommenen Geräusche weisen einen wechselnden bizarren Rhythmus auf. Mögliche Ursachen sind Spasmen, Ticks oder andere neuromuskuläre Phänomene.
- Anatomisch verursachte Bruits können auf einer offenen Verbindung zwischen Nasen-Rachen- und Mittelohrraum (sog. Tuba aperta) beruhen; hierbei werden fortlaufend Atemgeräusche gehört. Spricht oder singt ein Patient mit Tuba aperta, so nimmt er diese Geräusche 2fach wahr, zum einen durch die Tube und zum anderen durch den Gehörgang. Man nennt dieses Phänomen auch Autophonie.

Subjektive Ohrgeräusche. Das subjektive Symptom Tinnitus ist im Einzelfall meist schwer zu verifizieren und macht oft den Einsatz neurootologischer Diagnosemethoden nötig. Klinisch empfiehlt es sich, den

- *Tinnitus aurium* (audiometrisch definierbar), den der Patient als eigentliches Ohrgeräusch auch ins Ohr projiziert vom
- *Tinnitus cranii sive cerebri* (nur subjektive Angaben)

  zu unterscheiden.

Tinnitus aurium kann auftreten im Gefolge von:
- Schalleitungs-Hörstörungen durch Veränderungen des äußeren Gehörgangs (Gehörgangsobstruktionen durch Cerumen obturans), Erkrankungen des Ohrknorpels (Perichondritis, fibröse oder knöcherne Atresien des Gehörgangs, Osteophyten, Tumoren).
- Schalleitungs-Hörstörungen durch Mittelohrprozesse (Trommelfellperforation, fibröse Adhäsionen im Mittelohrbereich, Hämatotympanon und andere Mittelohrergüsse, Gehörknöchelchenläsionen im Sinne der Otosklerose oder Tympanosklerose, Unterbrechung der Gehörknöchelchenkette, Erkrankungen des M. stapedius oder des M. tensor tympani, Cholesteatome, Glomus-jugulare-Tumoren, Hämangiome und anderen Tumoren).
- Schallempfindungshörstörungen im Innenohr (Morbus Menière oder solche auf allergischer Basis).
- Schallempfindungshörstörungen retrocochlearer Art (Akustikustumoren oder multiple Sklerose).
- Zentralen Funktionsstörungen (Läsionen der afferenten oder efferenten Nerven des Ramus cochlearis nervi stato-acustici, der ventralen und dorsalen cochleären Hörkerne, des Lemniscus lateralis, der Kerne des Lemniscus lateralis, des Colliculus inferior, des Corpus geniculatum mediale, der Radiatio acustica und der Hörrinde).

Tinnitus cranii sive cerebri ist häufig mit zerebrovaskulären oder anderen intrakraniellen Erkrankungen vergesellschaftet. Er weist im Unterschied zum Tinnitus aurium ein anderes Verhalten hinsichtlich der Hörschwelle bzw. Vertäubung auf. Sein Geräusch ist viel diffuser und mit dem Reinton-Audiometer bezüglich Frequenz und Intensität schwerer lokalisierbar.

Tinnitusartige Phänomene werden schließlich im Zusammenhang mit akustischen Halluzinationen geschildert, die in den Endprojektionsfeldern des Gehörs – d.h. den Temporallappen – entstehen (u.a. Aura eines epileptischen Anfalls).

Tabelle 2. Vorkommen von Ohrgeräuschen (in %) bei älteren Menschen im Patientenkollektiv NODEC IV (n = 10 335 unausgewählte Fälle)

Symptome	NODEC IV 10 335 = 100%	51- bis 60jährige 1965 = 100%	61- bis 70jährige 1033 = 100%	71- bis 80jährige 313 = 100%
Ohrensausen	44,8	55,7	52,7	47,3
Hörverminderung	53,3	64,3	68,5	71,4
Taubheit	8,2	7,6	9,1	7,1
Zustand n. Ohr-OP	5,7	7,0	5,2	2,3

Während der altersbedingten progredienten Abnahme der Hörfähigkeit (Presbyakusis) zwischen dem 50. und 80. Lebensjahr zeigt sich bei der Entwicklung des Tinnitus im gleichen Zeitraum keine Zunahme (Tabelle 2). Es ist zu vermuten, daß die anfänglich vom Patienten subjektiv stark empfundenen Ohrgeräusche im Laufe der Zeit durch Gewöhnung bzw. objektive Rückbildung eine Verringerung erfahren.

Die nachfolgend geschilderten audiovestibulären Untersuchungsmethoden ermöglichen Aufschlüsse über Entstehungsorte von Tinnitus und Vertigo. Sie sind gleichermaßen bedeutsam für die Überwachung bzw. Erfolgskontrolle einer adäquaten neurootologischen Differentialtherapie.

3 Untersuchung der Kopf-Körper-Taumeligkeit mittels Cranio-Corpo-Graphie

3.1 Prinzip

Gleichgewichtsstörungen beeinflussen die menschlichen Kopf-Körper-Bewegungssteuerungen. Eine Folge des Schwindels ist die Kopf-Körper-Taumeligkeit im Stehen, Gehen oder beim Treten auf der Stelle. Beim alten Menschen spricht man hier von *Presbyvertigo* und *Presbyataxie.*

Zur Untersuchung von Vertigo und Ataxie bietet sich mit der sog. *Cranio-Corpo-Graphie* eine Methode an, die mit einfachen Apparaten durchgeführt werden kann und keine aufwendigen Stimuli verlangt [1]. Ein weiterer Vorteil der Cranio-Corpo-Graphie liegt in der geringen und nur kurzen Belastung des Patienten. Ihm kann das Untersuchungsschema leicht verständlich gemacht werden. Ein Cranio-Corpo-Graphietest, der einschließlich Auswertung nur etwa 4 min dauert, liefert dem Untersucher objektive und auswertbare Reaktionsparameter und typische Reaktionsmuster. So ist es möglich, Läsionen bestimmter anatomischer Strukturen zu orten, den Verlauf einer begonnenen Differentialtherapie zu kontrollieren und auch die Progredienz von Presbyvertigo und -ataxie abzuschätzen.

Die Cranio-Corpo-Graphie registriert photographisch die vestibulo-spinalen Reaktionen, d.h. die Bewegungen von Kopf und Schulter. Dazu wird dem Patienten ein Schutzhelm mit je einem Glühbirnchen über Stirn und Hinterhaupt zur Kopfmarkierung aufgesetzt und je ein Lämpchen an beiden Schultern angebracht. Eine Batterie im Inneren des Helms speist alle 4 Glühbirnen über einen

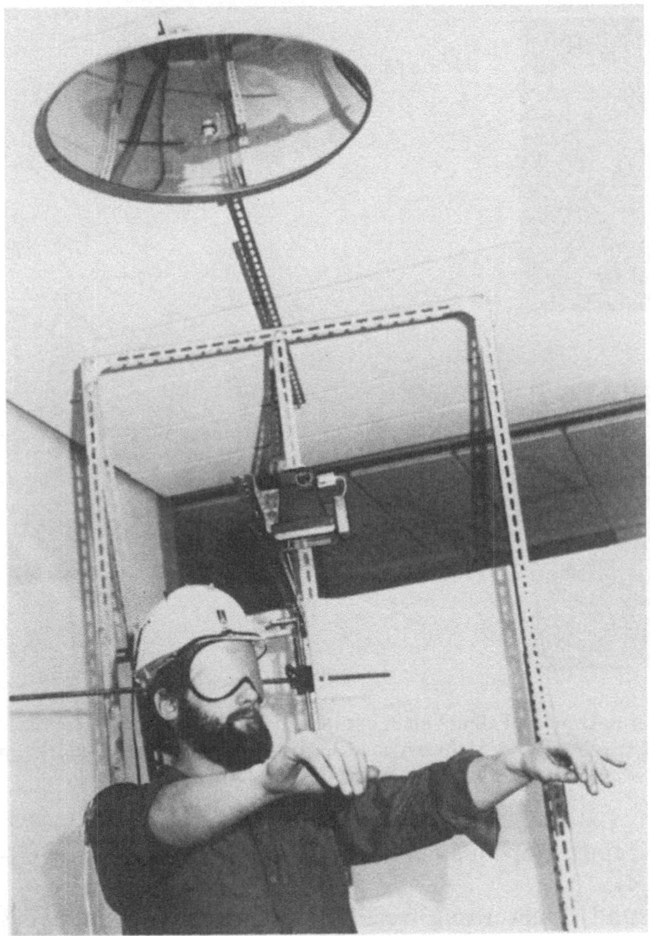

Abb. 3. Technik der Cranio-Corpo-Graphie nach Claussen. Über einen oberhalb des Patienten angebrachten Spiegel werden die Leuchtspurmuster von 2 Lämpchen am Helm und zwei Schulterleuchten mittels Polaroidkamera aufgezeichnet. Während der Untersuchung sind die Augen des Prüflings abgedeckt

Ein- und Ausschalter. Mit einem Impulsgeber ist es zusätzlich möglich, die Lämpchen rhythmisch versetzt aufleuchten zu lassen (IMCCG, s. S. 38). Um optische Reize, die eine visuelle Orientierung des Patienten ermöglichen, zu vermeiden, werden ihm die Augen mit einer Schlafmaske abgedeckt. Die Kopf-Körper-Reaktionsmuster, d.h. die Leuchtspuren der Lämpchen werden mittels einer Sofortbildkamera, die sich direkt oberhalb des Kopfs befindet, photographisch festgehalten. Hierbei ist das Objektiv gegen einen an der Decke angebrachten Spiegel gerichtet und ermöglicht somit das Ausnützen der virtuellen Tiefe, was besonders bei niedrigen Räumen sinnvoll ist (Abb. 3). Eine Drehung eines nach dem eigentlichen Versuch auf die Scheitelebene des Patienten abgesenkten Rotors mit Leuchtmarken in regelmäßigen Abständen ermöglicht während einer zweiten

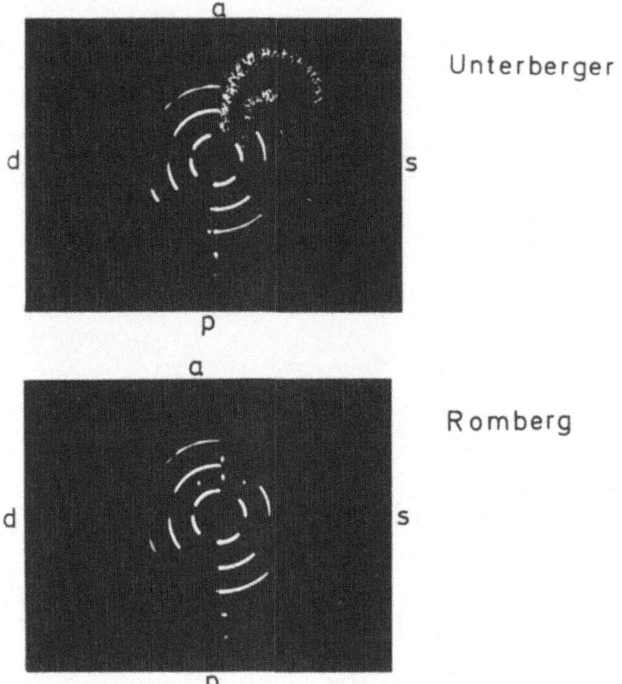

Abb. 4. Befunde im Cranio-Corpo-Gramm. Fall mit einer deutlichen peripheren vestibulären Störung links im Tretversuch-CCG (oben). Das Stehversuchs-CCG ist normal (*unten*). *a* anterior, *p* posterior, *d* dexter, *s* sinister (*d, s* seitenverkehrt durch Spiegelanwendung)

Belichtung die Projektion eines individuellen Bezugssystems zum sofort auswertbaren Dokument (Abb. 4).

Zur Aufzeichnung und Auswertung vestibulo-spinaler Reaktionen des Patienten mittels der Cranio-Corpo-Graphie dient in der Regel

- der sog. Tretversuch nach Unterberger [13] und
- der Stehversuch nach Romberg [8].

Beide Methoden ergänzen sich sinnvoll und erlauben bei systematischem Vergleich eine sehr genaue Befundanalyse vestibulo-spinaler Störungen.

- Beim *Tretversuch nach Unterberger* muß der Proband mit verdeckten Augen 80–100 Schritte während möglichst 1 min auf der Stelle ausführen. Nach etwa 30–40 Schritten ist der Einfluß der „erinnerten" Orientierung so weit abgesunken, daß der Untersuchte nun stärker der vestibulären Orientierung folgt als dem Erscheinungsbild. Ist zum Beispiel ein Vestibularorgan ausgefallen, bewegt er sich zur Seite des betreffenden Ausfalls und dreht sich auch in dieser Richtung um seine eigene Körperachse.
- Beim *Romberg-Stehversuch* wird der Patient aufgefordert, mit geschlossenen Füßen unter Cranio-Corpo-Gramm-Bedingungen 1–3 min lang aufrecht und still zu stehen. Dieser Test erfaßt neben der Tiefensensibilität zusätzlich Einflüsse seitens des Kleinhirns und höherer Hirnabschnitte.

3.2 Auswertung der Cranio-Corpo-Graphie mittels NODEC IV

Den Leuchtspuren, die auf dem Sofortbild des Cranio-Corpo-Gramms entstehen, werden folgende Parameter entnommen:

Tretversuch (Abb. 5 und 6)

- Lateralschwankungsbreite in cm:
  Schwankungsamplitude des Kopfes bzw. des Körpers während einzelner Schrittzyklen. Hierbei wird die Breite der Hüllkurve entlang der seitlichen Zakken mehrerer Schritte gemessen.
- Anguläre Deviation (in Winkelgraden):
  Seitenabweichung des Körpers gegenüber der Ausgangslage.
- Körpereigenspin (in Winkelgraden):
  Verdrehung der Körperachse gegenüber Ausgangsstellung.
- Abweichungslänge in cm:
  Distanz der zurückgelegten Strecke ab Ausgangsstellung.

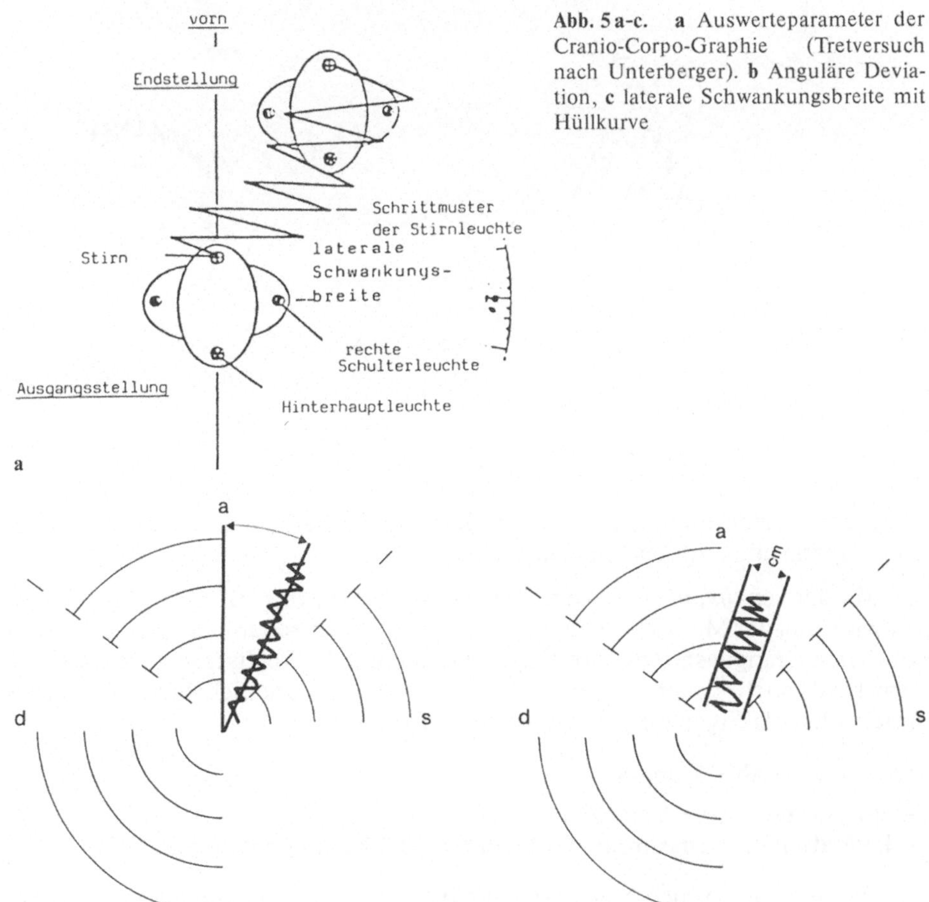

Abb. 5a-c. **a** Auswerteparameter der Cranio-Corpo-Graphie (Tretversuch nach Unterberger). **b** Anguläre Deviation, **c** laterale Schwankungsbreite mit Hüllkurve

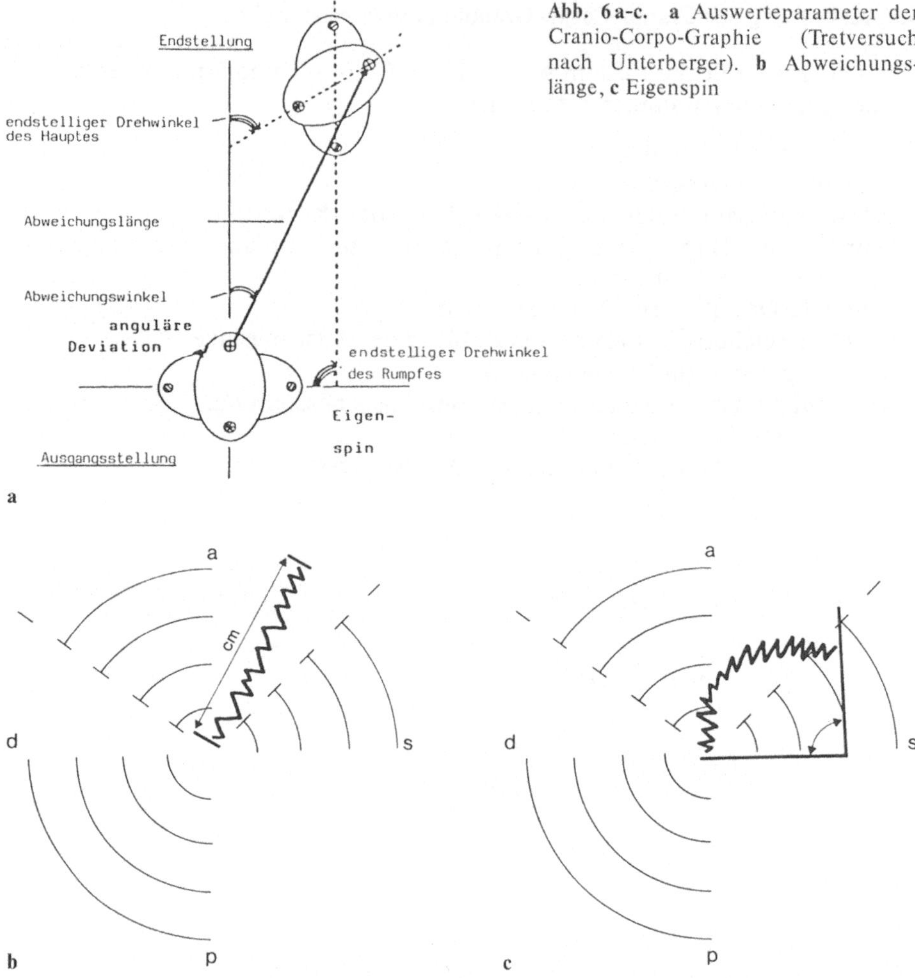

Abb. 6 a-c. a Auswerteparameter der Cranio-Corpo-Graphie (Tretversuch nach Unterberger). **b** Abweichungslänge, **c** Eigenspin

Durch Wiederholung der Tests auf Reproduzierbarkeit kann eine Simulation oder Aggravation ausgeschlossen werden.

Mit der sog. *impulsmarkierten Cranio-Corpo-Graphie (IMCCG),* einer Weiterentwicklung der Methode, werden Bewegungsmuster zeitabhängig erfaßt. Damit kann man Gangdysmetrien und -dysrhythmien, d. h. Wechsel sowohl der Gangstrecke als auch Änderung der Trittzyklen in Stemm- und Schwungphase in 3-s-Intervallen als Ergänzungskriterien dokumentieren.

Stehversuch (Abb. 7 und 8)

– anterior-posteriore Verschiebung
– Lateralschwankungsbreite der Schulter- und Kopfleuchtspuren.

Ferner kann aus den Meßwerten die Fläche, die die einzelnen Leuchtmarken überstreicht, errechnet werden. Die Gestalt dieser Fläche ist dann auch qualitativ

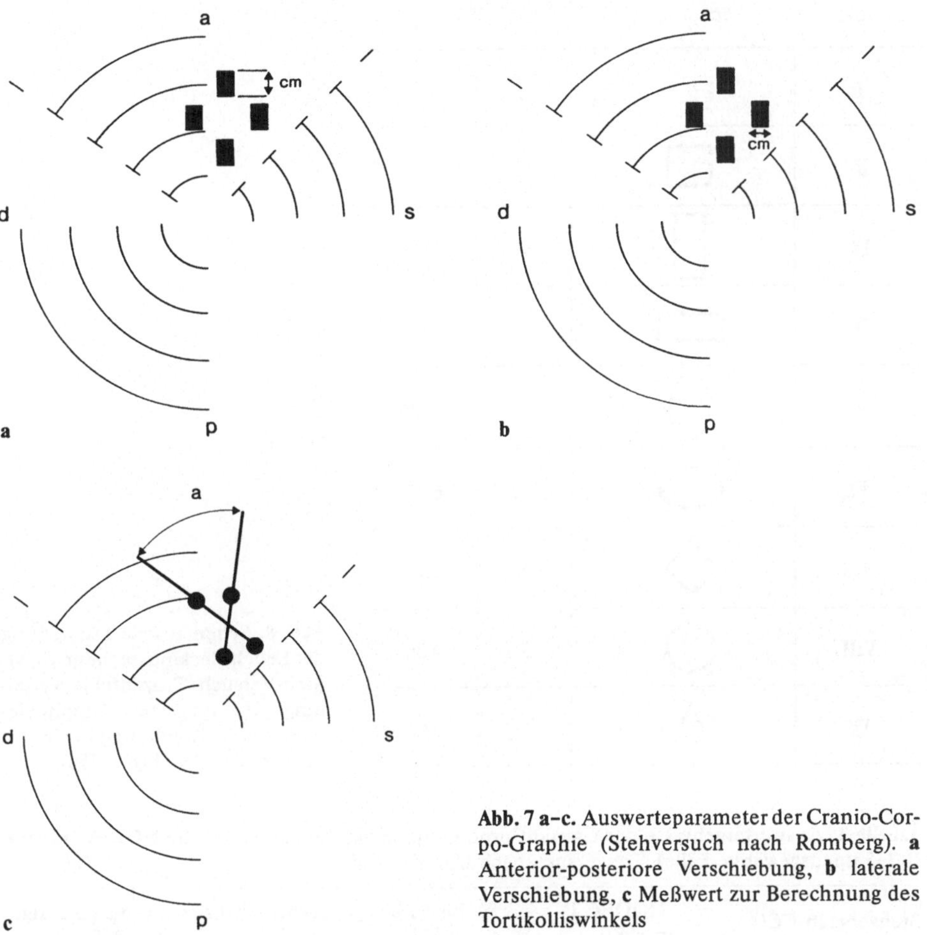

Abb. 7 a–c. Auswerteparameter der Cranio-Corpo-Graphie (Stehversuch nach Romberg). **a** Anterior-posteriore Verschiebung, **b** laterale Verschiebung, **c** Meßwert zur Berechnung des Tortikolliswinkels

zu charakterisieren. Aus dem Verhältnis der Leuchtspurachse zwischen Stirn und Hinterhaupt und derjenigen zwischen den beiden Schultern kann der Torticolliswinkel ermittelt werden.

3.3 Topodiagnostische Aspekte der Cranio-Corpo-Graphie

Tret- und Stehversuche werden bei uns nach Auswertung in einer sog. neurootologischen Datenerfassung nach Claussen (NODEC) gespeichert.

Die Tabellen 3 und 4 stellen die statistische Verteilung der verschiedenen am NODEC-IV-Kollektiv (nichtausgewähltes Patientengut) gemessenen Reaktionsparameter dar. Den Anteil der Schwindelpatienten an dieser Gruppe zeigt Tabelle 1.

Die Auswertung der Tret- und Stehversuche führt zu verschiedenen Grundmustern des Cranio-Corpo-Gramms, die für Störungen in den verschiedenen Hirnabschnitten typisch sind (Abb. 9).

Typ	Form	n	%
I	●	0	0
II	▢	19	12.10
III	▯	55	35.03
IV	▭	7	4.46
V	(ellipse, vertical)	54	34.39
VI	(ellipse, horizontal)	10	6.73
VII	◇	8	5.10
VIII	○	2	128
IX	△	1	0.64

Abb. 8. Schematische Darstellung der Leuchtfleckmuster beim CCG-Steh-Versuch. Prozentuale Verteilung der typischen Graphoelemente der Kopfbewegungen im Stehversuch-CCG (n = 156)

Tabelle 3. Auswertergebnisse der Cranio-Corpo-Graphie am Patientenkollektiv NODEC IV (n = 10 335 unausgewählte Fälle). Tretversuch nach Unterberger

Stehversuch-CCG Parameter	NODEC IV n = 8 010 MW ± Stddev.	51- bis 60jährige n = 1564 MW ± Stddev.	61- bis 70jährige n = 790 MW ± Stddev.	71- bis 80jährige n = 232 MW ± Stddev.
Abweichungslänge in cm	71,7 ± 41,7	72,3 ± 44,6	75,1 ± 44,8	70,8 ± 42,4
Lateralschwankungsbreite in cm	10,7 ± 5,5	11,6 ± 6,2	11,9 ± 6,3	12,4 ± 5,4
Anguläre Deviation in ∢°	2,9 ± 51,3	5,8 ± 51,9	3,3 ± 54,3	1,7 ± 62,8
Eigenspin in ∢°	0,3 ± 82,6	6,3 ± 83,6	3,7 ± 93,2	1,0 ± 99,9

Tabelle 4. Auswertergebnisse der Cranio-Corpo-Graphie am Patientenkollektiv NODEC IV (n = 10 335 unausgewählte Fälle). Stehversuch nach Romberg

Stehversuch-CCG Parameter	NODEC IV n = 2 728 MW ± Stddev.	51- bis 60jährige n = 438 MW ± Stddev.	61- bis 70jährige n = 196 MW ± Stddev.	71- bis 80jährige n = 70 MW ± Stddev.
Querschwankung in cm	4,4 ± 2,7	4,7 ± 3,0	4,5 ± 2,8	4,6 ± 2,8
Längsschwankung in cm	6,1 ± 4,4	7,0 ± 4,0	6,7 ± 4,6	7,4 ± 4,3
Torticolliswinkel in ∢°	0,8 ± 5,9	0,8 ± 7,1	1,4 ± 6,3	2,1 ± 7,8

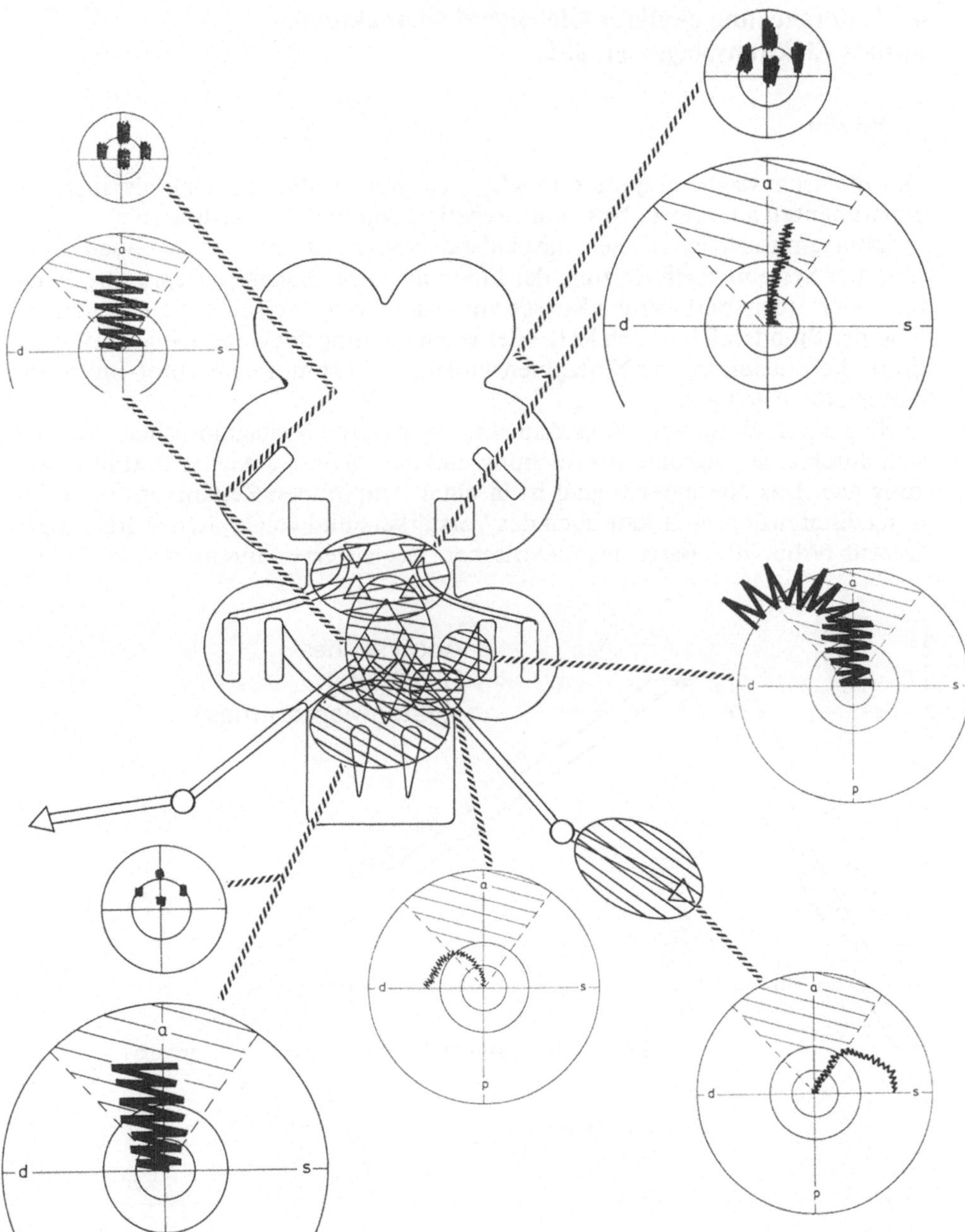

Abb. 9. Flachschnittschema des menschlichen Gehirns. Topodiagnostische Grundmuster des Cranio-Corpo-Gramms im Tret- und Stehversuch. *Oben links:* Diffuse zentrale vestibulospinale Störung bei ausgedehnter Hirnstamm-Schädigung. *Oben rechts:* Zentrale Störung mit Beteiligung der vorderen Kleinhirnschenkel oder der roten und schwarzen Kerne. *Rechts:* Barré'sche Dysharmonie (Abweichung zur gesunden Seite mit verbreiterten Lateralschwankungen). *Unten links:* Zentrale bulbäre vestibulo-spinale Störung. *Unten Mitte:* Barré'sche Dysharmonie (Abweichung zur gesunden Seite mit normalen Lateralschwankungen). *Unten rechts:* Periphere Störung

4   Untersuchung okulärer Gleichgewichtsreaktionen mittels Elektronystagmographie

4.1 Prinzip

Die Elektronystagmographie ermöglicht es, sowohl die spontane als auch die experimentell ausgelöste Nystagmusreaktion objektiv zu registrieren.

Nystagmusschläge spiegeln die okulären Gleichgewichtsreaktionen sensomotorischer Systeme nach Reizung der Innenohr- bzw. Augenhintergrundrezeptoren wider. Registriert werden Kurven zur Darstellung der Blickfolgebewegungen bzw. der Bulbusreflexe nach Kalt- oder Warmspülung der Gehörgänge (Kalorisation). Die Entstehung der Nystagmen wird durch bestimmte Rezeptor- und Hirnbahnsysteme geprägt.

Der durch die äußeren Augenmuskeln vollzogene Nystagmusschlag zeichnet sich durch eine langsame Abweichung und eine schnelle Augenrückführbewegung aus. Das Nystagmussignal ist in einer Amplituden-Zeitkurven-Aufzeichnung differenziert vom Rauschen des Verstärkers und von typischer dreieckiger Gestalt (Abb. 10). Basis des elektrischen Registrierverfahrens ist die Di-Pol-

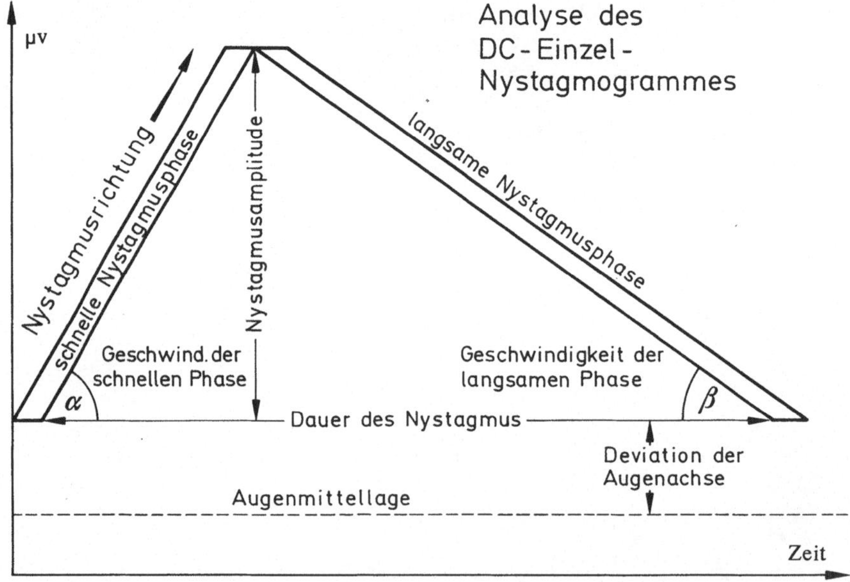

Abb. 10. Schematische Amplituden-Zeitkurven-Aufzeichnung eines Nystagmusschlags. Zur Auswertung, insbesondere im NYDIAC-Verfahren, werden folgende Parameter herangezogen: *a) als Parameter des einzelnen Nystagmusschlages:* Nystagmusgestalt = Signalidentifikation; Nystagmusrichtung = rechtsschlägig, linksschlägig, aufwärtsschlägig, abwärtsschlägig; Geschwindigkeit der schnellen Nystagmusphase; Geschwindigkeit der langsamen Nystagmusphase. *b) Als Parameter der Nystagmusschlagserie:* Kumulationslatenz = Dauer bis zum Kulminationsgipfel der jeweils geprüften Reaktion; Zentrale Nystagmusfrequenz = Nystagmusschlagrate im Kulminationsbereich der jeweils geprüften Reaktion; Nystagmusamplitude = mittlere maximale Nystagmusamplitude im Kulminationsbereich

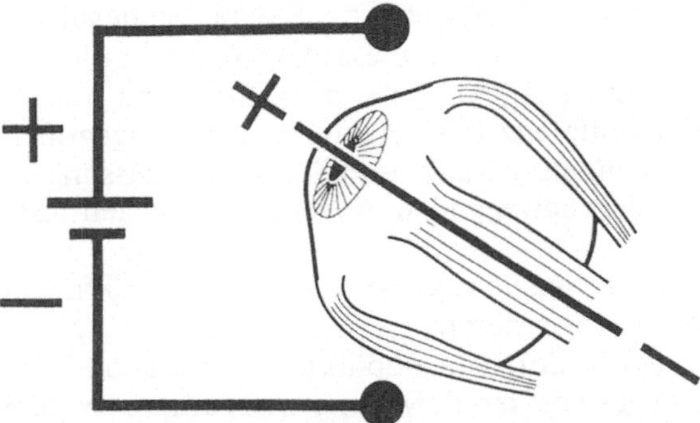

Abb. 11. Bipolarität des Auges als physiologische Grundlage der Elektronystagmographie

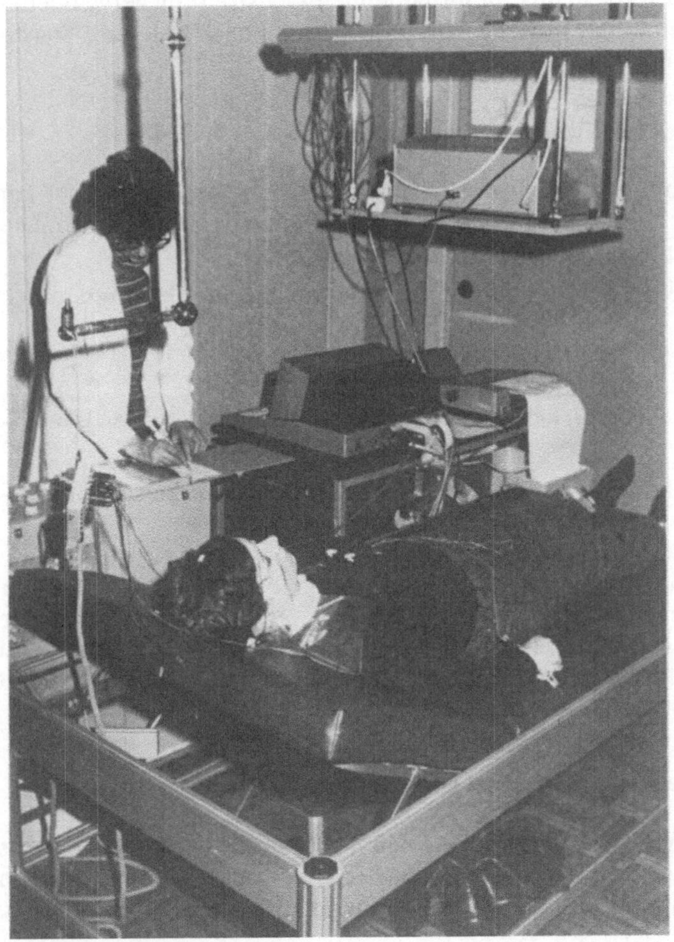

Abb. 12. Versuchsaufbau zur fortlaufenden Registrierung des Elektronystagmogramms mit simultaner Computeranalyse des polygraphischen ENG (NYDIAC)

Eigenschaft des menschlichen Auges (Abb. 11), wobei die Retina den negativen und die Kornea den positiven Pol verkörpert. Gemessen wird die bei jedem Nystagmusschlag auftretende Gesamtverschiebung des bioelektrischen Augenbestandspotentials, die als Potentialdifferenz über Hautelektroden abgegriffen und dokumentiert werden kann. Es handelt sich also um Widerstandsmessungen, die die Potentialverschiebung im sich bewegenden Augenbulbus gegen feste Hautpotentiale darstellen.

Die Methode ermöglicht es, Nystagmusbewegungen sowohl bei geöffneten als auch bei geschlossenen Augen zu registrieren.

Wenn man sich etwa vorstellt, daß die durch die Pupille gehende anatomische Achse des Augapfels stiftartig verlängert dessen Bewegungen auf einem vor dem Auge in bestimmter Geschwindigkeit laufenden Papierstreifen aufzeichnet, hat man eine vereinfachte Vorstellung vom Zustandekommen des Nystagmogramms.

Abbildung 12 zeigt den von uns zur fortlaufenden Registrierung verwendeten Versuchsaufbau. Abbildung 13 gibt ein Kurvendokument nach Kalt- und Warmspülung des linken Ohrs wieder.

4.2 Manuelle Auswertung der Elektronystagmogramme

Die analog aufgezeichneten Daten werden manuell nach festgelegten Kriterien identifiziert, ausgezählt und hinsichtlich einzelner Parameter ausgemessen. Die quantitative Nystagmusanalyse findet ihren Niederschlag

- für die kalorische Vestibularisprüfung in den Schmetterlingskalorigrammen (Abb. 14)
- für die per- und postrotatorische Vestibularisprüfung im L-Schema des rotatorischen Intensitätsdämpfungstests (RIDT) (Abb. 15)
- für den optokinetischen Blickfolgetest im Drachenschema oder der Blickfolgeauswertung (Abb. 16).

Die Synopse der Teiltests ermöglicht anschließend eine Testgesamtauswertung mittels einer zusammengefügten Kennlinienstruktur.

Parallel zum polygraphisch aufgezeichneten Nystagmogramm registrieren wir auf einem Kanal grundsätzlich das EKG (Einthoven-Schaltung). Damit können die Auswirkungen der Vestibulariserregungen auf das Vegetativum im Sinne der vestibulo-kardialen Reaktion überprüft werden. Das Elektrokardiogramm dient gleichzeitig als Abbruchkriterium bei zu heftigen Gleichgewichtsreaktionen mit drohendem Erbrechen oder Kollapsneigung.

4.3 Mehrkanal-on-line-Analyse des Nystagmus mittels NYDIAC

Mit dem System NYDIAC (Nystagmus-Digital-Auswertung-Claussen) ist es möglich, nach Analog/Digital-Wandlung die Elektro-Nystagmogramm-Kurven von einem Mikrocomputer on-line gestalterkennend auswerten zu lassen (Abb. 12 und 17).

Jedes beliebige Segment der analysierten und registrierten Nystagmusreaktionen kann tabellarisch und numerisch auf den Bildschirm bzw. Zeilendrucker

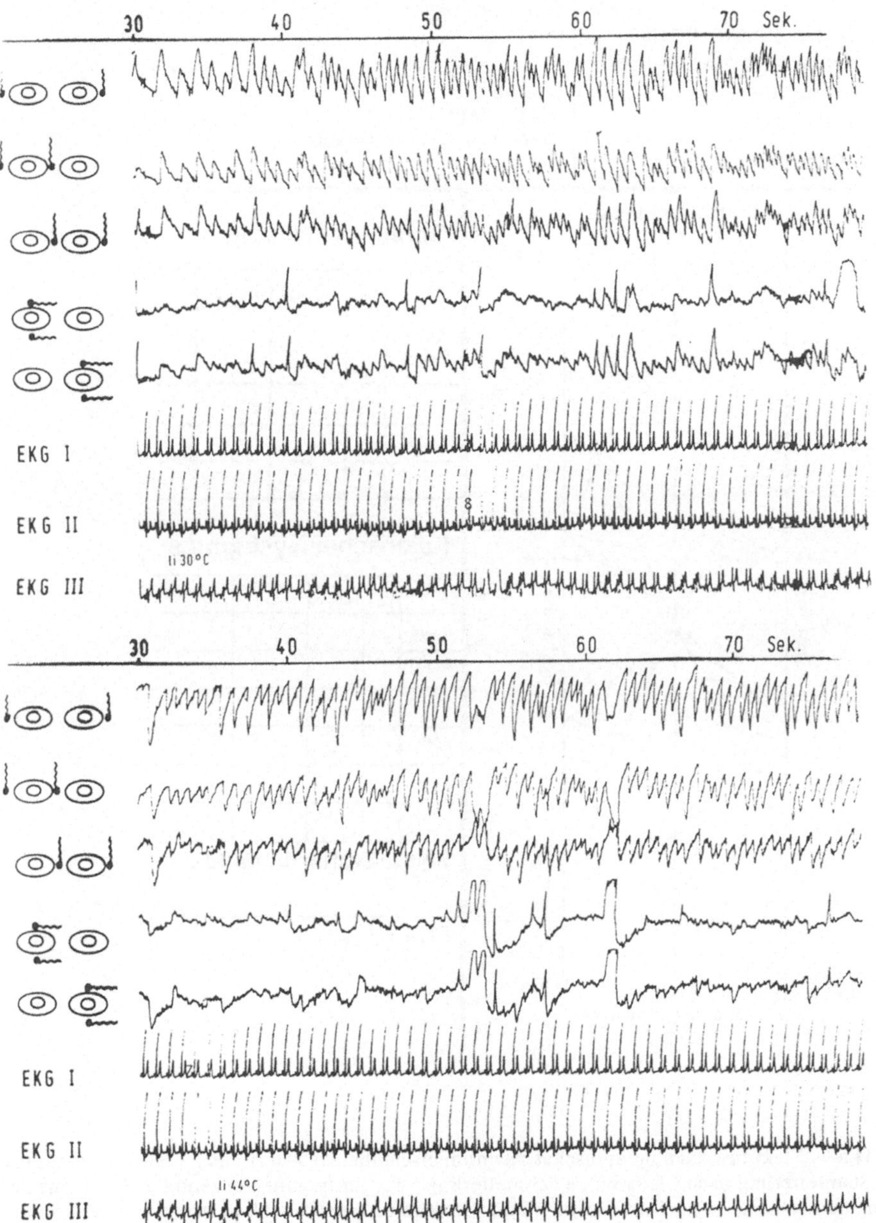

Abb. 13. Schema eines mit 5 Spuren aufgezeichneten Elektronystagmogramms nach Kalt- *(oben)* bzw. Warmspülung *(unten)* jeweils des linken Ohres. Durch Anordnung der Elektrodenpaare wird erreicht: Zeigerausschläge nach oben = Nystagmusausschläge nach rechts bzw. nach oben. Zeigerausschläge nach unten = Nystagmusschläge nach links bzw. unten. Papiervorschub zwischen 5 und 15 mm pro Sekunde. Im Zusammenhang mit der NYDIAC-Analyse benutzen wir heute 8 Kanäle, die wir folgendermaßen belegen: Spur 1: Horizontale Summenbewegung beider Augen; Spur 2: Horizontale monokuläre Bewegung des rechten Auges; Spur 3: Horizontale monokuläre Bewegung des linken Auges; Spur 4: Vertikale monokuläre Bewegung des rechten Auges; Spur 5: Vertikale monokuläre Bewegung des linken Auges; Spuren 6–8: EKG (Einthoven-Schaltung)

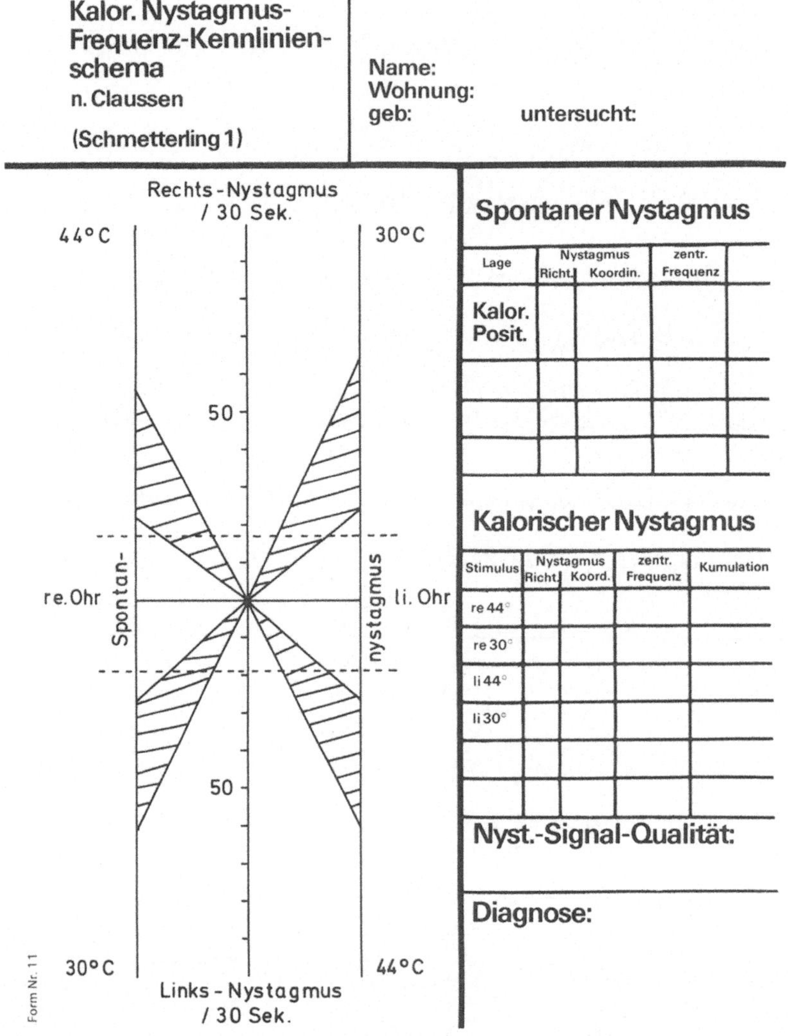

Abb. 14a

Abb. 14 a–c. Elektronystagmographisches Kennlinienschema zur kalorischen Vestibularisprüfung (sog. Schmetterling nach Claussen). **a** Schmetterling 1 zur Eintragung der zentralen Frequenz der Nystagmussschläge/30 s. **b** Schmetterling 2 zur Umrechnung in Hz bei Benutzung anderer Zeiteinheiten zum Auszählen. **c** Schmetterling 3 zur Eintragung der mittleren maximalen Nystagmusamplitude.
Zur Technik: Frequenzschmetterling (F): Für die Auswertung zur synoptischen Schmetterlings-Kennliniengraphik wird die Elektronystagmographiekurve in 10-s-Intervalle unterteilt. Während jedes einzelnen Zeitintervalls werden die Nystagmusschläge gezählt. Im Bereich der Kulmination der kalorischen Reaktion werden die 3 benachbarten 10-s-Intervalle mit dem Schlagratenmaximum zusammengefaßt und als maximale Schlagratendynamik graphisch im Schmetterlingsbild durch

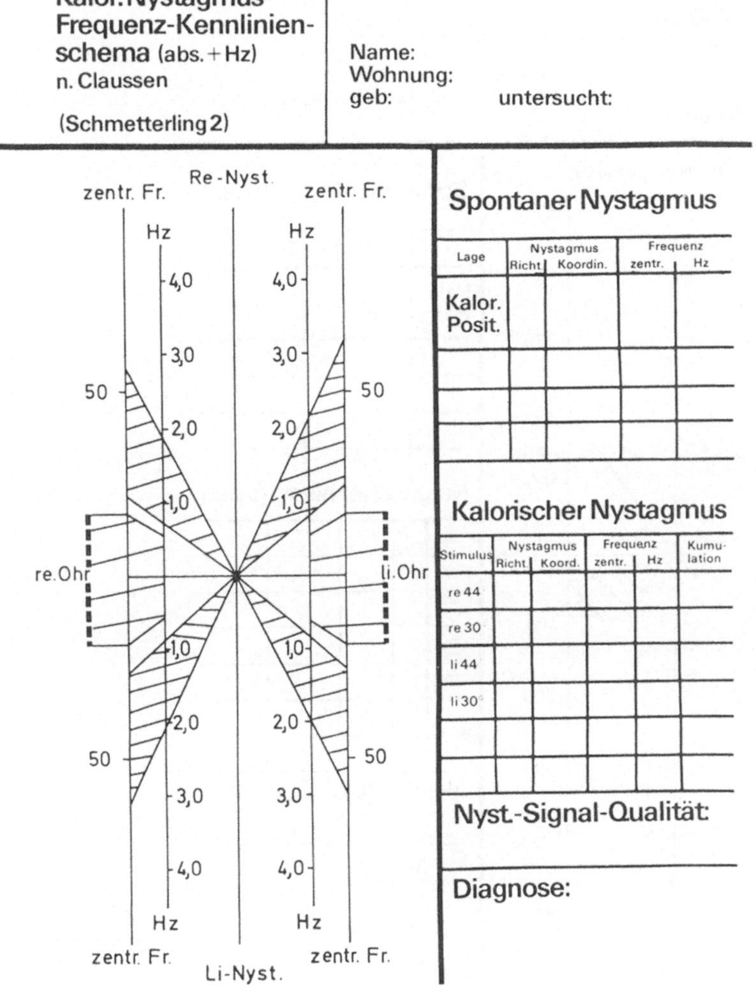

Abb. 14b

Verbindung des Zentrums mit den auf die äußeren Begrenzungslinien projizierten Nystagmus-schlagzahlen/30 s im entsprechenden Quadranten dargestellt. Die Schmetterlingsvestibulometrie beinhaltet eine Synopse aus den 4 kalorischen Reaktionen. Die Reaktionskennlinien der einzelnen kalorischen Reaktionen werden Normbereichen *(schraffierte Gebiete)* gegenübergestellt, die einen interindividuellen Vergleich gestatten. Da die Richtungskennlinien des Spontannystagmus ebenfalls in das Schema eingetragen werden, bietet es den Vorteil des schnellen Überblicks über den Gesamtkomplex der 5 Reaktionskennlinien unter Berücksichtigung von gereiztem Ohr und Nystagmusschlagrichtung der jeweiligen Reaktion. Liegt eine Kennlinie unterhalb des Normbereichs, so liegt der Zustand der „Hemmung" vor; oberhalb des Normbereichs dokumentiert sich der Zustand „Enthemmung"

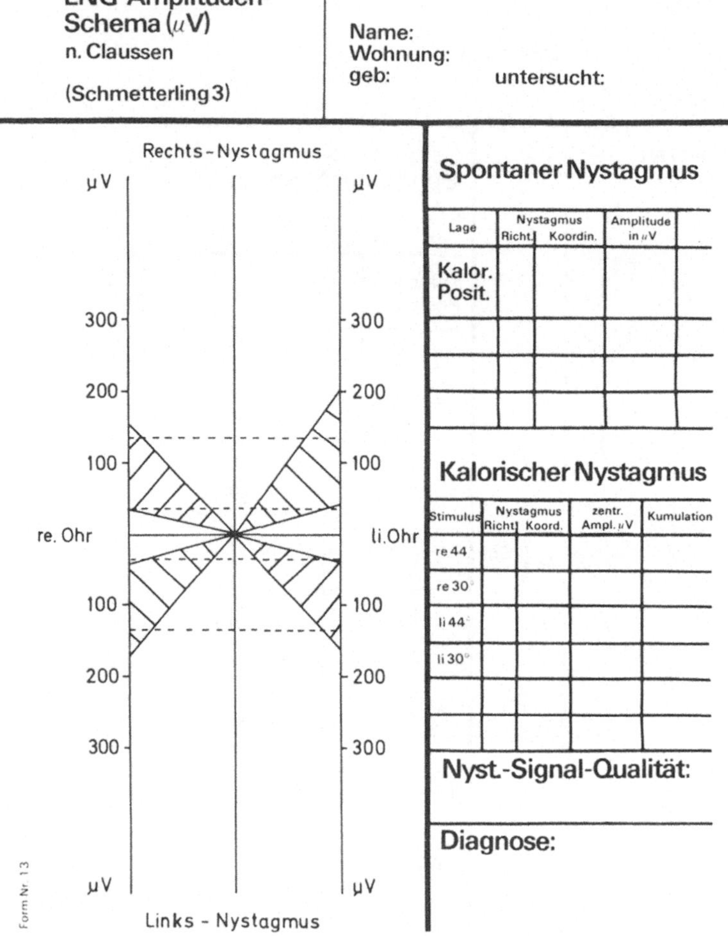

Abb. 14c

Beschreibung s. S. 46 u. 47

Abb. 15. Elektronystagmographisches Kennlinienschema zum rotatorischen Intensitätsdämpfungstest (RIDT) (sog. L-Schema nach Claussen).
Zur Technik: Perrotatorischer Versuch: Zur Abbildung der Reaktionsdynamik wird die Schlagratensumme des Perrotatorius I während 30 s im Kulminationsbereich in den perrotatorischen Quadranten des graphisch-synoptischen Kennlinienschemas des RIDT übertragen. Der Abszissenabschnitt entspricht mit 30 mm einer Auswertezeit von 30 s. Auf der Ordinatenparallele wird pro gezähltem Nystagmusschlag in Drehrichtung 1 mm abgetragen. Die Verbindungslinie zwischen dem so gefundenen Schlagratenpunkt und dem Zentrum entspricht der perrotatorischen RIDT-Kennlinie.

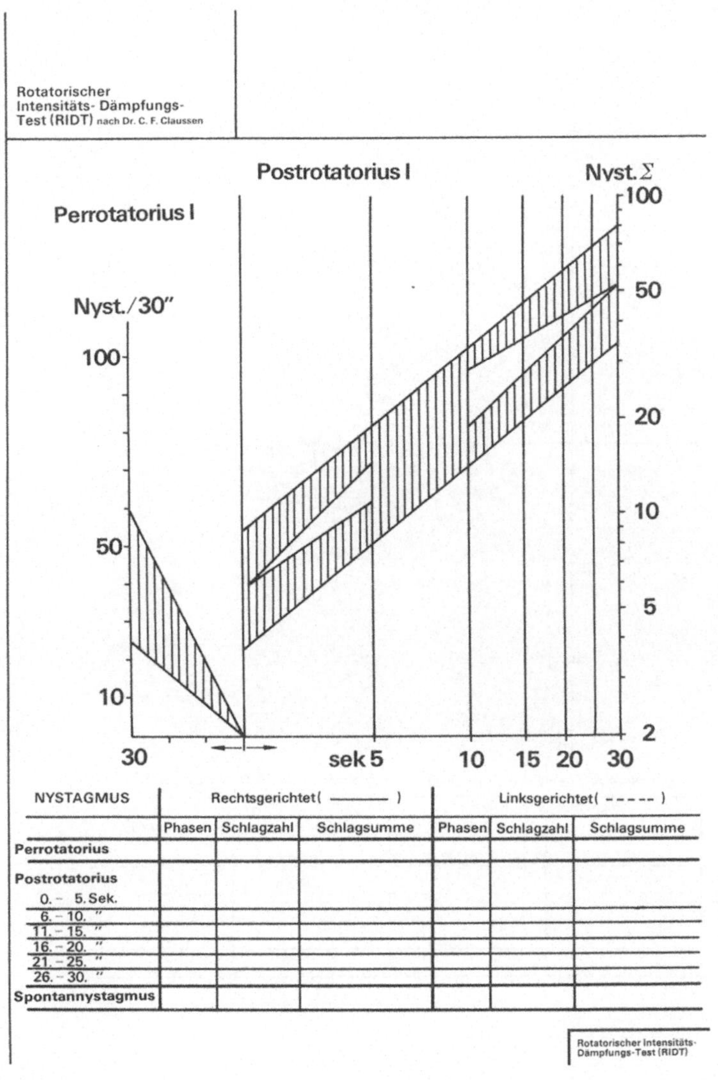

NYSTAGMUS	Rechtsgerichtet(———)			Linksgerichtet(-----)		
	Phasen	Schlagzahl	Schlagsumme	Phasen	Schlagzahl	Schlagsumme
Perrotatorius						
Postrotatorius						
0. - 5. Sek.						
6. - 10. "						
11. - 15. "						
16. - 20. "						
21. - 25. "						
26. - 30. "						
Spontannystagmus						

Abb. 15

Postrotatorischer Versuch: Zur Herstellung der postrotatorischen Reaktionskennlinien werden die
Kurven vom Stopp an in 5-s-Intervalle unterteilt. Die Nystagmusschläge, die während dieser
5-s-Klassen ausgezählt werden, überträgt man für die ersten 30 s nach dem Stopp in dem RIDT-L-
Kennlinienschema in das Feld der sog. postrotatorischen Schlagzahlen. Von 0–5, 6–10, 11–15, 16–20,
21–25, 26–30 s. Auf diese Weise erhält man 6 Werte für jede Schlagrichtung, die anschließend in der
dazugehörigen Spalte „Schlagsumme" fortlaufend addiert werden. Es ergibt sich damit das postrotatorische Schlagsummenintegral. Die so gefundenen 6 Punkte werden in das Schema übertragen und
durch eine Kennlinie miteinander optimal verbunden. Der Rechtsnystagmus erhält eine durchgezo-
gene Kennlinie, der Linksnystagmus eine gestrichelte. – Die Normbereiche sind im Schema schraf-
fiert hervorgehoben. Kennlinien oberhalb der Norm kennzeichnen den Zustand der „Enthemmung". Kennlinien unterhalb des Normbereichs dokumentieren die „Hemmung". *Amplituden-
schmetterling (A):* Anstelle der Frequenz/30 s wird die mittlere maximale Nystagmusamplitude
ermittelt durch die Hüllkurve des ENG

KLINIKUM STEGLITZ
der FREIEN UNIVERSITÄT BERLIN
HALS-NASEN-OHREN-KLINIK und POLIKLINIK
Otoneurologie

Blickprüfungsbogen
(Drachenschema)

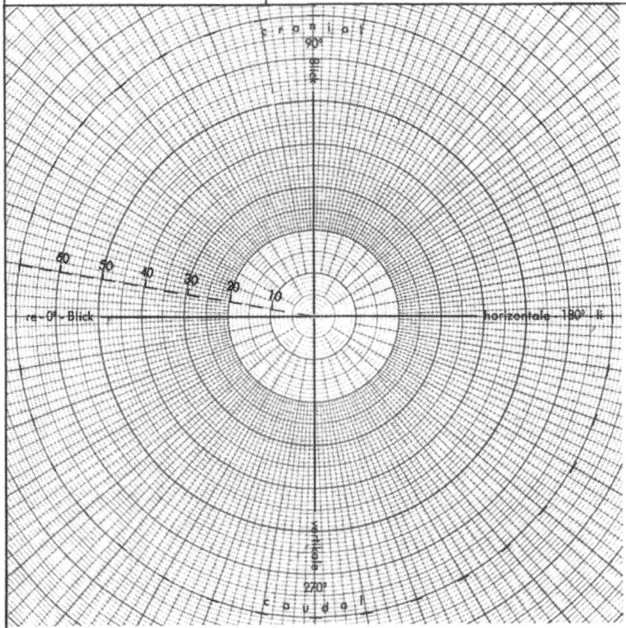

Blick
geradeaus ______
n. re ______
n. li ______
n. cran. ______
n. caud. ______

Pendelfolge

P
A
T.
-
A
K
T
E

Tracking-Test (. . . °/sek Stimulusgeschwindigkeit, Auswertung über 5 aufeinanderfolgende Stimulusperioden)

	5 größte Blickfolgezeiten		Nystagmus	
	Summe	Richtung	Summe	Richtung
Blickfolge n. re – 0°				
Blickfolge n. cran. – 90°				
Blickfolge n. li – 180°				
Blickfolge n. caud. – 270°				
(Drachenleinen) Vektor				

Auswertung: ______

DRUCK: KRANKENHAUSTECHNIK, KÖLN – KLINIKUM STEGLITZ · FU BERLIN · 2000 · 5. 69 · HNO 29 a-b-

Blickprüfungsbogen
(Drachenschema)

Abb. 16. Elektronystagmographisches Kennlinienschema zum optokinetischen Blickfolgetest (sog. Drachenschema nach Claussen). *Zur Methodik:* Vor dem mit fixiertem Kopf sitzenden Patienten werden 5 Zyklen optischer Stimuli mit konstanter Geschwindigkeit über einen konkaven Zylinderschirm vorbeigeführt; zunächst von links nach rechts, dann von rechts nach links, dann von unten nach oben und schließlich von oben nach unten. Zwischen jeder Untersuchung liegen 5 min Pause. Mittels Zeitkurvenschreiber werden die bei den Blickfolgebewegungen auftretenden Nystagmen registriert. Ausgewertet werden innerhalb der fünf Zyklen: die 5 größten stetigen Blickfolgebewegungen, ihre einzelnen Zeitintervalle werden addiert und die Summe auf dem Drachenschema je nach Blickrichtung abgetragen, die Zahl der Nystagmusschläge, ihre Gesamtsumme wird ebenfalls in den 4 Blickrichtungen auf das Drachenschema übertragen. Durch Verbindung der 4 Punkte auf den Koordinaten erhält man das Zeitdrachenoptogramm und das Frequenzdrachenoptogramm

Name: MANN   male   Geburtstag: 26.1.1926
                                              Untersuchungstag: 22.02.1983

	RECHTES AUGE									LINKES AUGE							
	Nyst/K		Nyst/K		Ampl/K		Kum.			Nyst/K		Nyst/K		Ampl/K		Kum.	
	re	li	auf	ab	re	li	re	li		re	li	auf	ab	re	li	re	li
Spontan	1	8	9	6	38	25	45	60		2	5	4	2	106	21	45	60
Fix. Nyst.	2	3	0	2	76	53	45	45		1	0	2	1	16	0	45	45
BPF 90/48	5	18	4	14	53	65	45	70		4	12	9	6	156	89	45	70
BPF 60/48	3	15	0	3	33	67	45	60		4	7	2	6	33	43	50	45
BPF 30/48	3	14	2	1	31	39	70	45		8	9	0	3	48	46	50	45
RE 44	12	10	18	18	42	37	105	105		14	16	14	14	49	35	95	105
RE 30	8	5	13	10	47	22	90	135		9	10	3	11	36	24	135	130
LI 44	4	3	1	20	50	24	120	55		12	28	14	1	22	22	75	135
LI 30	13	2	22	4	55	19	135	90		75	4	3	12	39	21	60	45

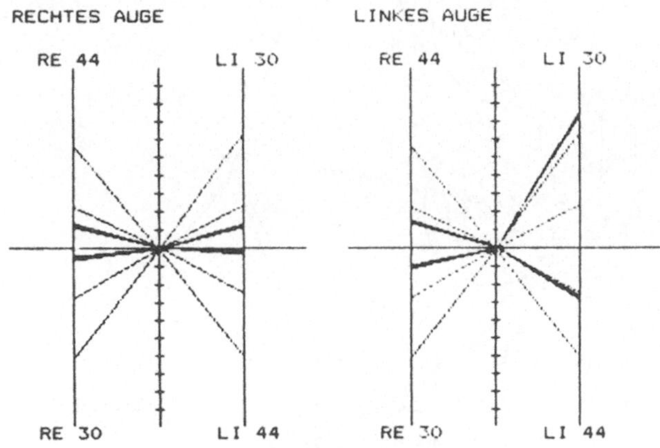

Abb. 17. Beispiel einer Elektronystagmogramm-Auswertung mit dem System NYDIAC

zurückgerufen und sowohl in Einzeldaten als auch im Schmetterlingsschema verarbeitet werden. Sie stehen so für den interpretierenden Vergleich des Untersuchers zur Verfügung. Nach Identifizierung der einzelnen Nystagmusschläge der 5 Registrierkurven führt NYDIAC Messungen der klinisch-neurootologisch relevanten Parameter durch. Die einzelnen Untersuchungsschritte, die NYDIAC steuert, beinhalten nacheinander:

- Prüfung des spontanen Nystagmus bei geschlossenen Augen;
- Prüfung des Fixationsnystagmus auf einen optisch zentrierten Stimulus;
- Prüfung der optokinetischen Blick-Pendel-Folge mittels eines schnellaufenden Blickfolgestimulus auf dem Digital-Eye-Track nach Claussen über 40 Grad;
- Prüfung des optokinetischen Blickfolgeverhaltens mittels eines mittelschnellen Blickfolgestimulus;
- Prüfung der optokinetischen Blickpendelfolge mittels eines langsamen Blickfolgestimulus;

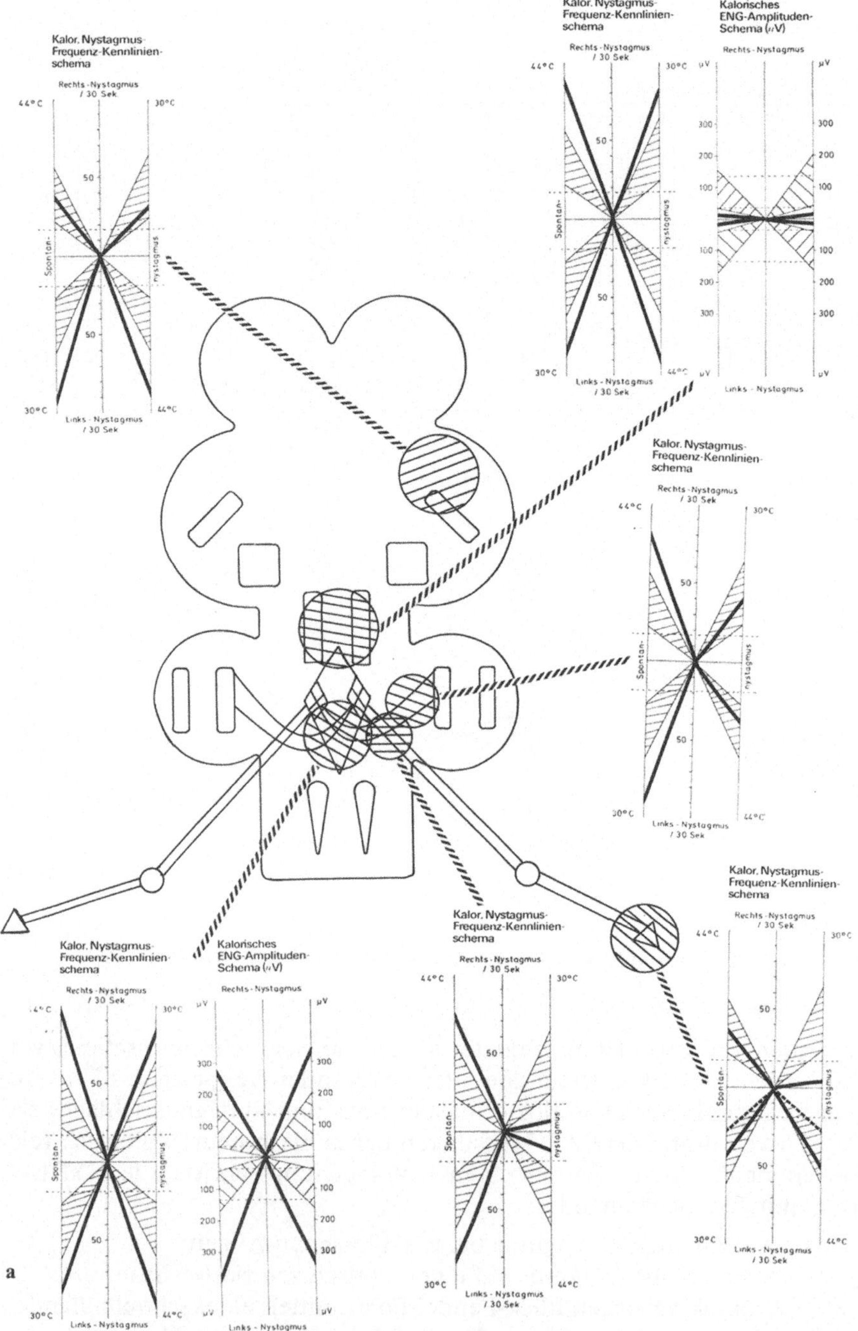

Abb. 18 a, b. Flachschnittschema des menschlichen Gehirns. *a* Vestibulo-okuläres System: Enthemmungszustände. *Oben links:* nystaktisches Enthemmungsrichtungsüberwiegen (eigentliche Nystagmus-Preponderance), *oben rechts:* mesenzephale Nystagmusenthemmung vom Typ der „Petite Ecriture", *Mitte rechts:* monolaterale Nystagmusenthemmung vom Altkleinhirntyp, *unten links:* diffuse Nystagmusenthemmung vom unteren Hirnstammtyp, *unten Mitte:* monolaterale Nystagmushemmung mit kontralateraler Enthemmung (sog. KHBW-Läsions-Typ), *unten rechts:* Nystagmus-Kalthemmung im Sinne eines übererregten Vestibularrezeptors

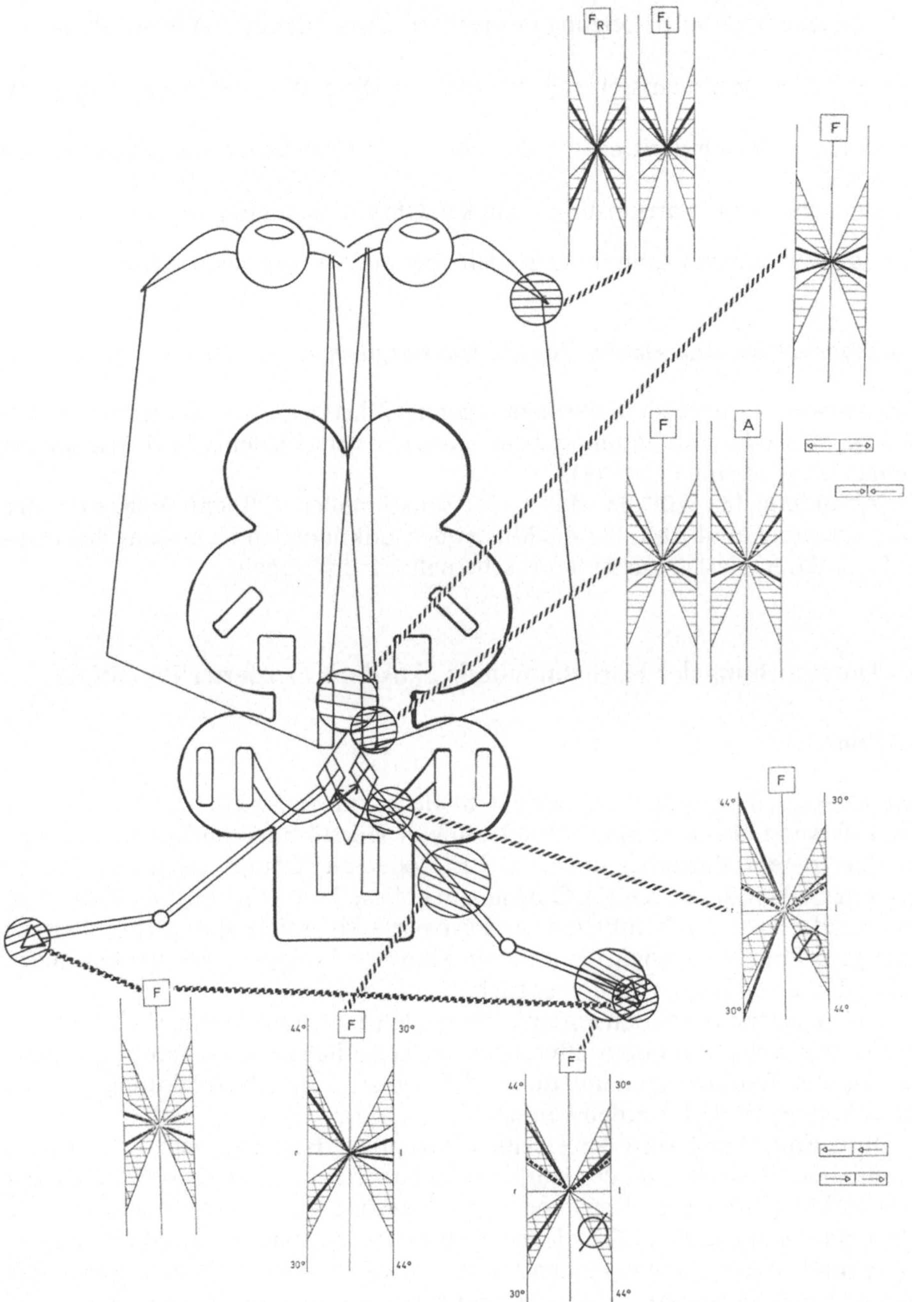

Abb. 18b. Vestibulo-okuläres System: Hemmungszustände. *Oben Mitte:* Augenmuskelparese (M. rectus lateralis), *oben rechts:* bidirektionales, *Mitte:* monodirektionales, Nystagmushemmungsrichtungsüberwiegen mit Koordinations-Störungen des Augenzusammenspiels (mesenzephal), *unten rechts:* kombinierte periphere und zentrale Vestibularisstörung mit Warmhemmung, Enthemmung der Gegenseite und Ausfallnystagmus, *unten halbrechts:* vestibuläre Kanalparese mit Ausfallnystagmus (koordinierte Augenbewegungen), *unten Mitte:* periphere Vestibularisläsion vom Nerventyp ohne Ausfallnystagmus, *unten links:* bilaterale vestibuläre Rezeptorhemmung (Typ: Intoxikation)

- kalorische Vestibularisreizung des rechten Ohrs mit einer Warmspülung von
  44 °C;
- kalorische Vestibularisreizung des rechten Ohrs mit einer Kaltspülung von
  30 °C;
- kalorische Vestibularisreizung des linken Ohrs mit einer Warmspülung von
  44 °C;
- kalorische Vestibularisreizung des linken Ohrs mit einer Kaltspülung von 30 °C.

Von diesem Schema kann im Einzelfall aber auch abgewichen werden.

4.4 Topodiagnostische Aspekte der Elektronystagmographie

Die Auswertung der Elektronystagmogramme führt zu typischen Mustern, die für
Hemmungs- oder Enthemmungszustände in den verschiedenen Hirnabschnitten
kennzeichnend sind (Abb. 18).

Abbildung 18a faßt die Muster der funktionellen Enthemmung, bzw. der
Übererregung, und Abb. 18b die Muster der funktionellen Hemmung des vestibulo-okulären Nystagmusssystems schematisch zusammen.

5   Untersuchung der Hörbahn mittels akustisch evozierter Potentiale

5.1 Prinzip

Die Messung akustisch evozierter Potentiale ist eine objektive Methode, mit der
die Erfassung überwiegend zentral bedingter Hörstörungen möglich geworden
ist. Sie ist reproduzierbar und dem EEG oder der Computertomographie an
Zuverlässigkeit überlegen [7]. Obwohl auch diese Untersuchungen oft wichtige
Zusatzinformationen beinhalten, sind evozierte Potentiale aber nicht selten die
einzige Informationsmöglichkeit für subklinische Läsionen, z.B. bei neurologischen Untersuchungen an drogensüchtigen Patienten.

Bei akustisch evozierten Potentialen handelt es sich um kortikale und subkor-
tikale elektrische Spannungsdifferenzen, die in zeitlicher Korrelation zu externen
akustischen Reizen stehen und durch elektronische Signalverarbeitung aus dem
EEG herausgemittelt werden können [6].

Ihre Entstehung wird der Cochlea (rezeptiver Bereich), dem N. acusticus
(neuronaler Bereich) und der Hörbahn im Hirnstamm, dem Zwischenhirn, der
Hörstrahlung und der Hirnrinde (zentralnervöse Strukturen) zugeschrieben.
Nach einem akustischen Reiz lassen sich neben den präsynaptischen Summa-
tions- und Mikrophonpotentialen im wesentlichen 15 postsynaptische Kompo-
nenten auslösen, die entsprechend ihrer Latenz zu Gruppen mit frühen, mittleren
und späten Anteilen zugeordnet werden. Methodisch ist besonders wichtig, daß
ein von einem Rechner gestütztes Audiometer einen Tonstimulus in Form eines
monophasischen oder biphasischen Tonklicks oder eines Tonbursts, der mehrere Tonschwingungen umfaßt, zu einem festgelegten Zeitpunkt startet. Dieser
Stimulus regt entsprechend dem Hörbahnschema (Abb. 19) zunächst die Coch-

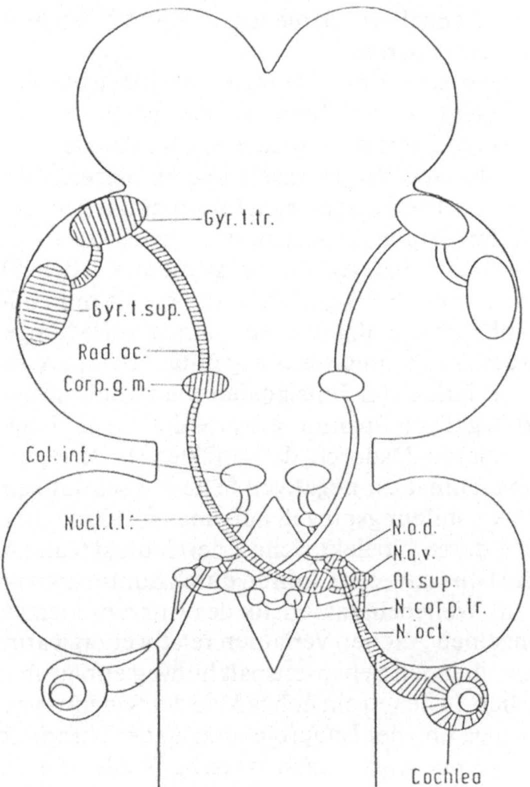

Abb. 19. Schematische Darstellung der Hörbahn von der Cochlea bis zur Temporalrindenprojektion. (Flachschnittschema des menschlichen Gehirns vom Vertex zum Foramen magnum entlang des Bodens des IV. Ventrikels). *Col. inf.* unterer Vierhügelkern, *Corp. g. m.* Corpus geniculatum mediale, *Gyr. t. sup.* Gyrus temporalis superior, *Gyr. t. tr.* Gyrus temproalis transversus, *N. a. d.* Nucleus acusticus dorsalis, *N. a. v.* Nucleus acusticus ventralis, *N. corp. tr.* Nucleus corporis trapezoidei, *N. oct.* N. acusticus, *Nucl. l. l.* Nucleus lemniscus lateralis, *Ol. sup.* Olivenkernkomplex, *Rad. ac.* Radiato acustica

lea, dann den N. octavus und danach die Nuclei acustici ventrales und dorsales an. Von dort wird der Komplex der Oliva superior erregt und Seitenerregungen zum Nucleus corporis trapezoidei abgegeben. Ipsi-, insbesondere aber kontralateral wird über den Lemniscus lateralis das Corpus geniculatum mediale des Thalamus erreicht. Dann wird über die Radiatio acustica die primäre Hörrinde, der sog. Gyrus temporalis transversus, erregt. Von hier aus wird die Erregung zu den sekundären Hörfeldern im Gyrus temporalis superior und den tertiären Hörfeldern weitergegeben.

Im Nebenschluß ist die Hörbahn über den Nucleus lemnisci lateralis an den Colliculus inferior im Mesenzephalon angeschlossen. Hier konvergieren die Gleichgewichtsorientierung des Vestibularsystems im Nystagmusgenerator, die optische Information für den optokinetischen Nystagmus und die optische Kopfausrichtung. Die auf den Raum orientierten akustischen Reflexbahnen weisen ein sehr hohes Maß an Synchronisation auf. Dadurch ist die besondere Prägung der akustisch evozierten Hirnstammpotentiale durch die sog. „Welle V", die ihren Ursprung im Colliculus inferior hat, zu erklären.

Abbildung 20 zeigt, daß durch ein geschicktes Anbringen der Elektroden im Bereich des Ohrs und des Vertex Potentialaufzeichnungen des ganzen Kopfes möglich werden. Wir wählen eine Vertexkathode und eine Mastoidanode.

Elektrische Feldveränderungen durch Energieumsetzung im Bereich der Synapsen, z.B. beim Umschalten der akustisch ausgelösten Informationen im Olivenkern, im Colliculus inferior bzw. im Corpus geniculatum mediale, lassen sich als Fernfelder im EEG durch das Verfahren des „Averaging" sichtbar machen [9]. Dafür wird jeweils mit dem kurzen Ton ein EEG gestartet und dieses mit Hilfe eines Analogdigitalwandlers zeitabhängig in digitale Spannungswerte umgeformt. Diese Spannungswerte werden Rechenregistern zugeführt. Beim „Averaging" wird dieser Prozeß über ganze Serien von Tonsignalen wiederholt, so daß sich im Rechner die positiven und negativen Spannungswerte der zeitabhängig gemessenen EEG-Ausschnitte summieren. Dadurch, daß zufällige Hirnerregungen manchmal zur positiven und manchmal zur negativen Seite hin schwanken, wird das EEG durch diesen Mittelwertsbildungsprozeß auf eine Null-Linie normiert. Nichtzufällige Ereignisse, die durch bioelektrische Energieumsetzung in den Synapsen nach Tonerregung des Ohrs auftreten, führen durch Summation im negativen oder positiven Bereich zur Wellencharakteristik des Kurvenschemas.

Die Nervenleitungen in den einzelnen Axonen verlaufen relativ energiearm. Die Weiterreichung der Information über den Synapsenspalt hinweg erfolgt aber energieaufwendig. In all den Bereichen, in denen ein hohes Maß der Synchronisation der Hörbahn zwischen der Cochlea und der Endprojektion an der Hirnrinde erreicht werden kann, kann man auf der Kurve auch typische Wellenmuster erkennen.

Neben- bzw. nacheinander kommen im neurootologischen Labor in Bad Kissingen verschiedene ERA-Geräte zum Einsatz. Dabei handelt es sich um 2-Kanal-Anlagen der Typen Madsen 2250, Nicolet CA 1000 und Fischer Medelectronic.

Die genannten Geräte sind in der Lage, alle akustischen Stimuli gezielt hinsichtlich Frequenz- und Dezibelanteil für die einzelnen Untersuchungen zu präformieren. Mit unserem System messen wir zunächst den Elektroden-Haut-Widerstand, der 3 kΩ nicht überschreiten sollte. Wir arbeiten mit Silberoberflächenelektroden und speziellen Elektrodenpasten, die sich mit dem Eiweiß der Haut verbinden. Dadurch erhalten wir auch nichtinvasiv optimale Elektroden-Haut-Widerstände bei sehr geringen Driftpotentialen. Das Madsen-Gerät gibt die Analyse evozierter Potentiale erst dann frei, wenn sehr gute Bedingungen für den Elektroden-Haut-Widerstand vorliegen. Bei allen Geräten, insbesondere aber bei den überwiegend softwarekonfigurierten Fischer-Medelectronic-ERA werden Störpotentiale durch eine verfeinerte Artefaktrejektion ausgeschaltet. Zum „Averaging" werden nur solche Datenserien akzeptiert, die den vorgegebenen Kriterien genügen. Alle anderen werden abgelehnt (rejected), dem Untersucher aber in einem speziellen Monitor mitgeteilt. Allein durch Vergleich der akzeptierten und zurückgewiesenen digitalen Datensätze kann der Untersucher auf die Qualität seiner Ableitbedingungen rückschließen. Die eigentliche Datenbearbeitung wird z.B. bei Madsen 2250 neben dem aktuell ablaufenden EEG auf einem speziellen Monitor dargestellt, der gleichzeitig 4 Mittelwertskurven abbildet.

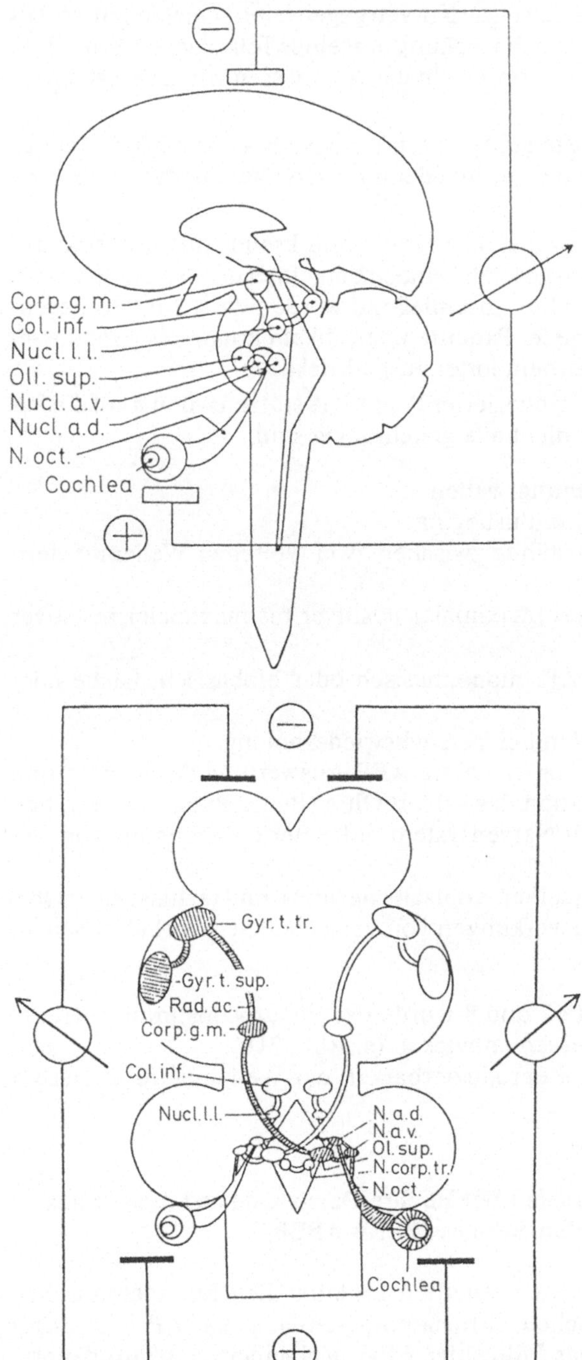

Abb. 20. Schematische Darstellung der Elektrodenlage zur Ermittlung akustisch evozierter Potentiale. ⊕ Mastoid-Anode, ⊖ Vertex-Kathode. *Oben:* Schematischer Längsschnitt, *unten:* schematischer Flachschnitt des menschlichen Gehirns mit eingezeichneter Hörbahn

Über eine spezielle Taste lassen sich diese Kurven gegenseitig verschieben, so daß man sie übereinanderlegen und nach Deckung einzelner Teile suchen kann. Das Einfahren von 2 sog. Kursorlinien ermöglicht das Ausmessen von Zeitverhältnissen.

Die auf dem Bildschirm angezeigten Kurven können über einen XY-Schreiber entsprechend ihrer Positionierung einzeln oder insgesamt herausgezeichnet werden.

Bei Fischer Medelectronic werden alle realen und Pseudokursormarken auf den verschiedenen Kurvenzügen gesetzt. Danach berechnet das System selbständig Latenzen und Latenzintervalle. Anschließend werden die gesamten Ergebnisse mit Kurven, Auswertetabelle, Patientenidentifikation usw. als geschlossenes Formular von einem Vierfarbenplotter ausgedruckt.

Bei der Auswertung akustisch evozierter Potentiale stützen wir uns auf die folgenden 8 Kriterien, die jedoch nicht alle gleichrangig sind:

1. Identifikation typischer Erregungswellen,
2. absolute Latenzzeiten bei Stimulusbeginn,
3. Relative Latenzzeiten als Abstände zwischen zwei typischen Wellenmustern (Latenzintervalle),
4. Amplituden einzelner Wellen (maximaler positiver bis maximaler negativer Ausschlag),
5. Wellenform im einzelnen (z.B. monophasisch oder biphasisch, flache oder steile Flanke),
6. Reproduzierbarkeit der Wellen bei Versuchswiederholung,
7. Der Response-Vergleich, bezogen auf die AEP-Auswertung der rechten und linken Kopfseite bei Stimulation des selben Ohrs (Beurteilung der Verarbeitungsstrukturen im zentralen Nervensystem unter Berücksichtigung von Seitenunterschieden),
8. Der Stimulusvergleich an derselben Kopfseite bei links- und rechtsseitiger Ohrreizung (Beurteilung der Auswirkungen von verschiedenen Verhältnissen an den Rezeptoren).

Zur Auswertung der Punkte 7 und 8 wurde das Elektrodenstimulus-Kreuzblattschema (ESKB) nach Claussen entwickelt (s. Abb. 21).
Auch das 6. Kriterium, die Reproduzierbarkeit der Wellen, wird in diesem Schema dargestellt.

5.2 Akustische Hirnstammpotentiale (ABEP), ihre Darstellung und Auswertung im Elektroden-Stimulus-Kreuzblatt-Schema (ESKB-ABEP)

Entsprechend dem in Abb. 22 dargestellten funktionellen hirnanatomischen Schema wird bei den akustischen Hirnstammpotentialen *(ABEP = Acoustic Brainstem Evoked Potentials)* das frühzeitige EEG nach einer ca. 0,5 ms dauernden akustischen Reizung ausgewertet. Der Rechner mittelt über ein 10 ms langes Zeitfenster. Die elektrischen Potentiale werden im Bereich von 100 nV gewählt: der elektrische Filter wird auf eine Spanne zwischen 150 und 300 Hz eingestellt.

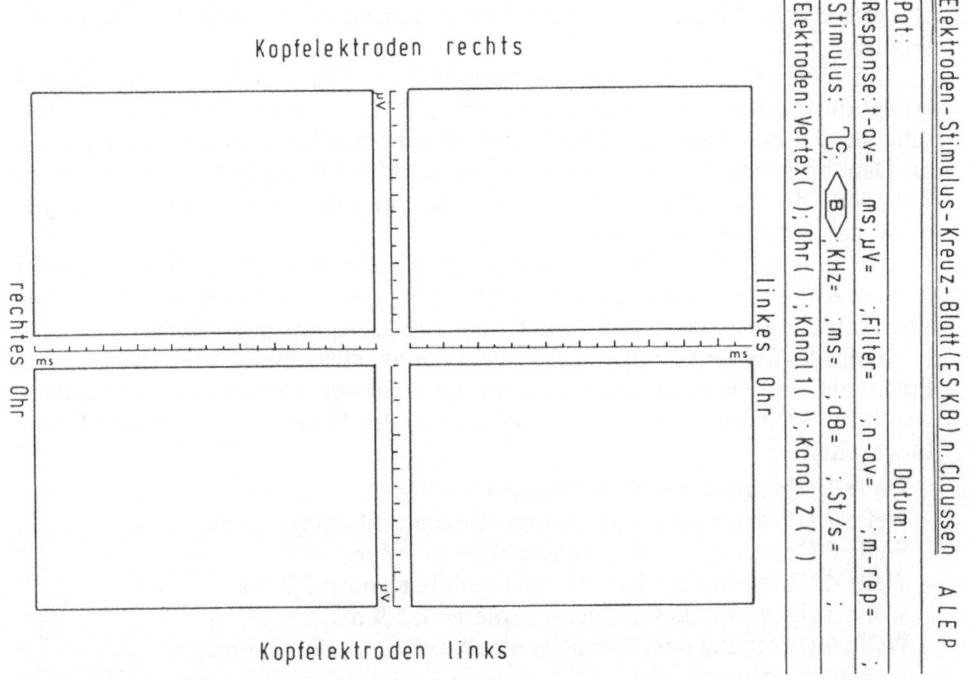

Abb. 21. Formblatt eines Elektroden-Stimulus-Kreuzblatt-Schemas. Stimuli-Kennzeichnung: ⌐c = Klick, ⟨B⟩ = Burst

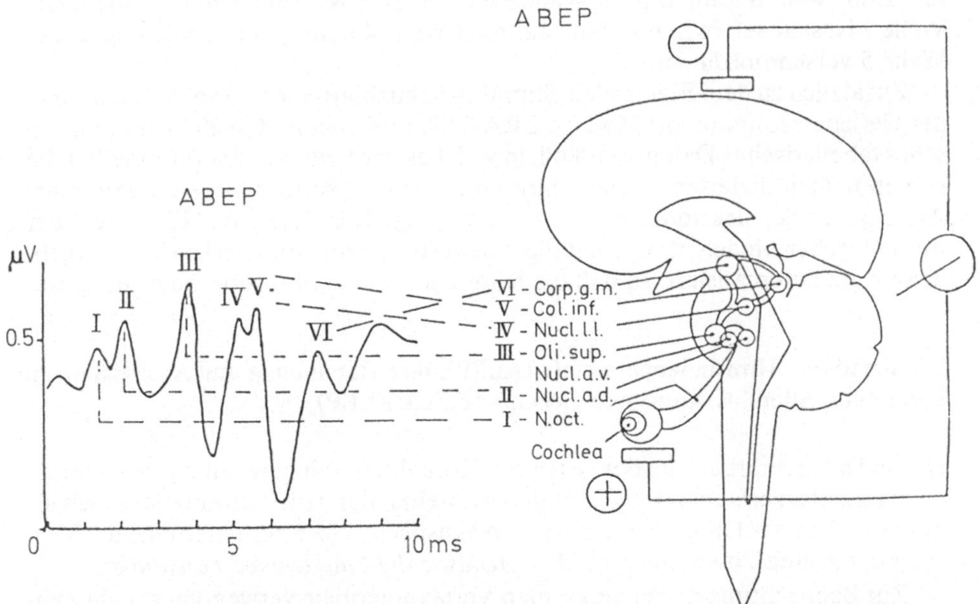

Abb. 22. Schematische Darstellung: Zuordnung der ersten 6 positiven Wellen zu den entsprechenden hirnanatomischen Strukturen der Hörbahn in einem Flachschnittschema des menschlichen Gehirns

Um eine einzige Mittelwertskurve zu berechnen, verwenden wir 2000 akzeptierte Stimuli.

Die Überprüfung der Reproduzierbarkeit der dargestellten Wellenmuster erfolgt durch eine 2- bis 4fache Wiederholung in Abständen nach zwischengeschalteten Ruhepausen. Als Reiz benutzen wir einen biphasischen Klick von 0,5 ms Dauer mit einem Frequenzspektrum von 2 kHz. Die Phonstärke des Stimulus soll 50–80 dB überschwellig betragen, soweit dies die zuvor ermittelte psychophysische Hörschwelle zuläßt.

Auf dem Kanal 1 des Gerätes Madsen 2250 nehmen wir die Ableitung von der rechten Kopfseite und auf Kanal 2 die Ableitung von der linken Kopfseite vor. Die Vertexelektrode ist positiv und die Ohrelektrode negativ polarisiert.

In das Elektroden-Kreuzblatt-Schema der akustischen hirnstammevozierten Potentiale sind Orientierungslinien für die typischen Latenzwerte der ersten 6 positiven Wellen eingetragen (s. Abb. 22). In der Regel gelten folgende Erwartungszeiten:

- Welle 1 (Erregung des N. octavus): 1,5 ms
- Welle 2 (Erregung der akustischen Hirnstammkerne): 2,9 ms
- Welle 3 (Erregung des Olivenkomplexes): 3,8 ms
- Welle 4 (Erregung der Lemniscus-lateralis-Kerne): 5,2 ms
- Welle 5 (Erregung des Colliculus inferior): 5,9 ms
- Welle 6 (Erregung des Corpus geniculatum mediale): 7,6 ms

Als Orientierungspunkt in diesem Kurvenschema suchen wir jeweils die positive Welle 5 heraus. Diese ist am häufigsten zu erkennen und somit zu identifizieren. Den zweiten Rang nimmt Welle 3 ein, seltener ist Welle 1 zu erkennen. Die Welle 2 ist sehr selten auffindbar, während Welle 4 häufig mit dem Komplex der Welle 5 verschmolzen ist.

Zusätzlich zu dem Elektroden-Stimulus-Kreuzblatt-Schema verwenden wir in der täglichen Routine mit Madsen ERA 2250 und Nicolet CA 1000 ein numerisches tabellarisches Datenprotokoll, in welches der Untersucher unmittelbar die von ihm identifizierten Wellen hinsichtlich ihres Auftretenszeitpunkts nach Ablesen von der elektronischen Anzeige einprägt. Das Gerät „Bad Kissingen" der Firma Fischer Medelectronic hat die Auswertung und den Ausdruck der Ergebnisse stark automatisiert, so daß die manuelle Protokollführung überflüssig ist.

5.3 Akustische Hirnrindenpotentiale (ALEP), ihre Darstellung und Auswertung im Elektroden-Stimulus-Kreuzblatt-Schema (ESKB/ALEP)

Da die Datenverarbeitung der gesamten Hörbahnen mit einer einzigen Untersuchung nicht zu erfassen ist, verwenden wir neben den Hirnstammpotentialen als zweites wichtiges Untersuchungssystem akustisch evozierter Potentiale die Messung der späten Potentiale *(ALEP = Acoustically Late Evoked Potentials).*

Zur Beobachtung dieser langsamen Vertexpotentiale verwenden wir ein Zeitfenster von 500 ms. Die Amplitude ist im Darstellungsbereich auf einen Eichausschlag von 2 mV, der Filter auf 1,5–100 Hz eingestellt. Da bei diesen Beobachtungen die Analysen der elektrischen Vorgänge in den unmittelbar unter der Schädeloberfläche gelegenen Hirnrindenarealen eine Rolle spielen, genügen 60 Mittelungen zur Erstellung einer Kurve. Um die individuellen Befundfluktuationen zu verifizieren, werden 2–4 Versuchswiederholungen mit jeweils 60 Mittelungen nach zwischengeschalteten Ruhepausen nacheinander durchgeführt.

Als Stimulus dienen überschwellige Tonbursts (Dauer 40 ms, Frequenz 1 kHz, Anstiegsflanke 1 ms). Das ist besonders günstig bei Steilabfällen im Tonschwellenaudiogramm, z.B. bei Presbyakusis. Hier liegt vielfach bereits eine Schädigung im Bereich der Hörschwelle von 2 kHz vor. 1 kHz ist in der Regel noch sehr gut wahrnehmbar. Die Prüfung wird auch hierbei mit überschwelligen Tonbursts durchgeführt. Die eigentliche Hörschwelle ist psychophysisch in einer vorangehenden Untersuchung bestimmt worden. Bei unseren Untersuchungen verwenden wir Reize von 50–80 dB überschwellig.

Die einzelnen Tonbursts, die das EEG und dessen Berechnung starten, werden im Rhythmus von 1 Stimulus pro Sekunde angeboten. So ist beispielsweise der Registrierkanal 1 der Anlage Madsen 2250 mit der Ableitung der rechten Kopfseite und der Kanal 2 mit der Ableitung der linken Kopfseite belegt. Am Scheitel befinden sich die Anode und über dem Mastoid die Kathode.

Für die klinische Auswertung haben wir ein spezielles Elektroden-Stimulus-Kreuzblatt-Schema (ESKB) für die Beurteilung der langsamen Vertexpotentiale geschaffen. Als Hilfslinien zur Identifizierung der langsamen Hirnpotentiale markieren wir die überschwelligen Auftretenszeitpunkte der vier bedeutendsten Wellen. Hierunter verstehen wir:

- P1 (Positivität 1; 50 ms)
- N1 (Negativität 1; 90 ms)
- P2 (Positivität 2; 180 ms)
- N2 (Negativität 2; 250 ms).

Für diese vier Wellen sind in dem Elektroden-Kreuzblatt-Schema (Abb. 21) Hilfslinien eingezeichnet.

Des weiteren kann zwischen 300 und 350 ms die sog. Erwartungswelle festgestellt werden.

Für die tabellarische Erfassung der Meßwerte der Latenzen P1, N1, P2 und N2 unter Berücksichtigung der Ableitseite, der Stimulusfrequenz und der Stimulusintensität benutzen wir bei Madsen 2250 und Nicolet CA 1000 ein numerisches Meßprotokoll. Die Anlage „Bad Kissingen" der Firma Fischer Medelectronic führt einen automatischen Ausdruck mit mehrfarbigen Kurven und Meßwerttabellen durch.

5.4 Topodiagnostische Aspekte der akustisch evozierten Potentiale

Um einen vollständigen Aufschluß über die Leistung des gesamten Hörsystems zu erhalten, sind folgende Messungen von Bedeutung:
- Messung der Cochleapotentiale
- Messung der frühen Hirnstammpotentiale (ABEP)
- Messung der mittelspäten Potentiale (AMEP)
- Messung der späten Hirnrindenpotentiale (ALEP).

Vorbedingung solcher Messungen sollte eine vorangegangene ohrenfachärztliche Inspektion des Schalleitungsapparates und eine möglichst rechnergestützte basisaudiometrische Untersuchung sein.

Wegen des zeitlichen Aufwands und der Grenzen der Belastbarkeit älterer Menschen beschränken wir uns meistens auf die kombinierte Untersuchung der akustisch evozierten Hirnstammpotentiale (Zeitfenster 10 ms) und der entsprechenden Hirnrindenpotentiale (Zeitfenster 500 ms) vom Eintritt der gehörten Information in das Bewußtsein bis hin zu den Erwartungswellen.

Die ABEP-Methode kann bei wachen und schläfrigen oder sedierten Patienten durchgeführt werden, während das ALEP-Verfahren die Mitarbeit des Patienten erfordert. Er muß den Stimulus genau erkennnen.

Bedeutsam für die Entwicklung der weiter oben erklärten Technik waren unter anderem Sommer et al. [10], Starr u. Archor [11], Clemis u. Mitchell [3], Stokkard u. Rositter [12]. In Deutschland sind wichtige Entwicklungen auf Berger (zit. nach Keidel [5]) zurückzuführen. Sohmer u. Cohen [9] haben schon 1976 darauf hingewiesen, daß wichtige nichtneurologische Faktoren, wie z.B. Schalleitungsschwerhörigkeit die Ergebnisse dieser Untersuchungen wesentlich beeinflussen können. Coats u. Martin [4] verweisen darauf, daß auch die Audiogrammform bei sensorineuralen Hörverlusten einen wesentlichen Einfluß auf die Ergebnisse der akustisch evozierten Hirnstammpotentiale ausübt. Deshalb ist die Kenntnis der Basisaudiometrie (Tympanometrie, Stapediusreflex, Reintonschwellenaudiometrie, überschwellige Audiometrie mit Lautheitsausgleich) sehr wichtig für eine sachgerechte Beurteilung. In Vorversuchen können damit insbesondere bei Tinnitus aurium und Tinnitus cranei schon Mittelohrstörungen von cochleären und zentralen Hörstörungen unterschieden werden.

Bei neurologischen Fragestellungen zu Tinnitus und Vertigo sind topodiagnostische Lokalisationen von Veränderungen im Hörbahnbereich besonders wichtig. Signifikante Parameter hierfür sind in der Hirnstammaudiometrie die Wellen I, III und IV, bei Hirnrindenpotentialen die Wellen P1, N1 und P2.

Der Vergleich der Hirnstammpotentiale mit den Hirnrindenpotentialen zeigt bei alten Menschen häufig dissoziierte Reaktionen. Das bedeutet, daß entweder die Hirnstammpotentiale geordnet und im Rahmen normaler Latenzzeiten verlaufen, wogegen die Hirnrindenpotentiale vollkommen ungeordnet und mit nur schwer erkennbaren und verzögerten typischen Wellenmustern ausgestattet sind. Der umgekehrte Befund ist noch häufiger. In diesem Falle ist keine ausreichende Synchronisation der Wellenmuster des Hirnstamms zu erreichen. Die Hirnrindenmuster weisen aber zeitgerechte Konfigurationen der vorbewußten (P1, N1), der bewußten (P2, N2) und der nachbewußten Wellenmuster (Erwartungswellen) auf. Gerade dies diskordante Verhalten zwischen Hirnstamm- und Hirnrindenerregungsmustern ist für ein differentialdiagnostisches und -therapeutisches Konzept des modularen Aufbaus des Gehirns und der Störung in einzelnen Hirnmodulen wichtig.

Bei normalen Hirnstamm- und ungenügenden Hirnrindenantworten beobachtet man immer wieder, daß mit Hilfe der Computertomographie umschriebene oder allgemeine Hirnrindendegenerationen nachweisbar sind. Hingegen ist der Hirnstamm bezüglich seiner Ausdehnung und röntgenologischen Dichte meist noch unauffällig. Die ständig anschwellende Literatur über die Ergebnisse der akustisch evozierten

Potentiale zeigt, daß das Anwendungsspektrum dieser Methode sehr vielseitig und letztlich noch nicht ausgeschöpft ist. Sie werden z.B. bei einseitigem Hörverlust verwendet, um zwischen cochleärem und retrocochleärem Sitz zu unterscheiden. Sie kommen zum Einsatz bei Stoffwechselerkrankungen wie Diabetes mellitus und diabetischer Polyneuritis bzw. diabetischen Retinaveränderungen, der Wilson-Kupferspeicherkrankheit und der spino-zerebellären Degeneration. Gefäßstörungen, wie die ischämischen Attacken bei vertebro-basilärer Insuffizienz, erfordern ihre Benutzung ebenso wie die intrakraniellen Drucksteigerungen.

Es wird auch über die Beurteilung von Komazuständen anhand evozierter Potentiale berichtet. Zahlreiche Veröffentlichungen beschäftigen sich mit intrakraniellen Tumoren, wie z.B. dem Akustikustumor und dessen frühzeitiger Diagnostik, u.a. auch über den Verlauf des ihn begleitenden Tinnitus.

Ferner werden die AEP (akustisch evozierten Potentiale) zur Charakterisierung der multiplen Sklerose und zur Beurteilung des Verlaufs der einzelnen Schübe verwendet. Die AEP gestatten u.a. auch die qualitative Beurteilung urämischer Dysfunktionen des Gehirns. Ferner kann man mit Hilfe akustisch evozierter Potentiale zwischen Delirium tremens und Wernicke-Enzephalopathie differenzieren. Bei Asphyxie und toxischen Hirnschäden gestatten die AEP eine Abschätzung der Prognose.

Der besondere Bezug der AEP zur Praxis liegt bei der hier abgehandelten Fragestellung darin, frühzeitig auch bei älteren Menschen einseitige Störungen des Hörorgans mit oder ohne Ohrensausen bzw. Schwindelerscheinungen erkennen und differenzieren zu können. Entsprechend unseren Erfahrungen sind diese Methoden ebenso wie die Äquilibriometrie besonders geeignet, das Fortschreiten eines Leidens mit Vertigo, Nausea und Tinnitus zu verfolgen und die eingeleitete Differentialtherapie zu überwachen und zu steuern.

Die topodiagnostischen Aspekte ergeben sich insbesondere in bezug auf die dargestellten Schemata der Hörbahnen (Abb. 20 und 22) und der Projektion auf die differentiellen Elektrodenpaare.

6 Beispiele einer systematischen sensomotorischen und sensorischanalytischen neurootologischen Diagnostik bei Vertigo und Tinnitus

Die neurootologisch-diagnostischen Verfahrensweisen der Äquilibriometrie und akustisch evozierten Hirnpotentiale sind hinsichtlich Methodik bzw. Auswertung in den vorangegangenen Kapiteln erläutert worden.

Nachfolgend werden die Möglichkeiten der kombinierten äquilibriometrischen und audioenzephalographischen Diagnostik an fünf Fällen demonstriert:

Patientin (A.B.) 62 Jahre (Abb. 23)
Neurootologische Symptomatik: Vertigo und Nausea-Beschwerden, kombiniert mit Hörverminderung und Tinnitus der linken Seite.
Allgemeine Anamnese: Herzinfarkt, in dessen Gefolge eine Herzinsuffizienz auftrat.
Zustand nach Schilddrüsenoperation.

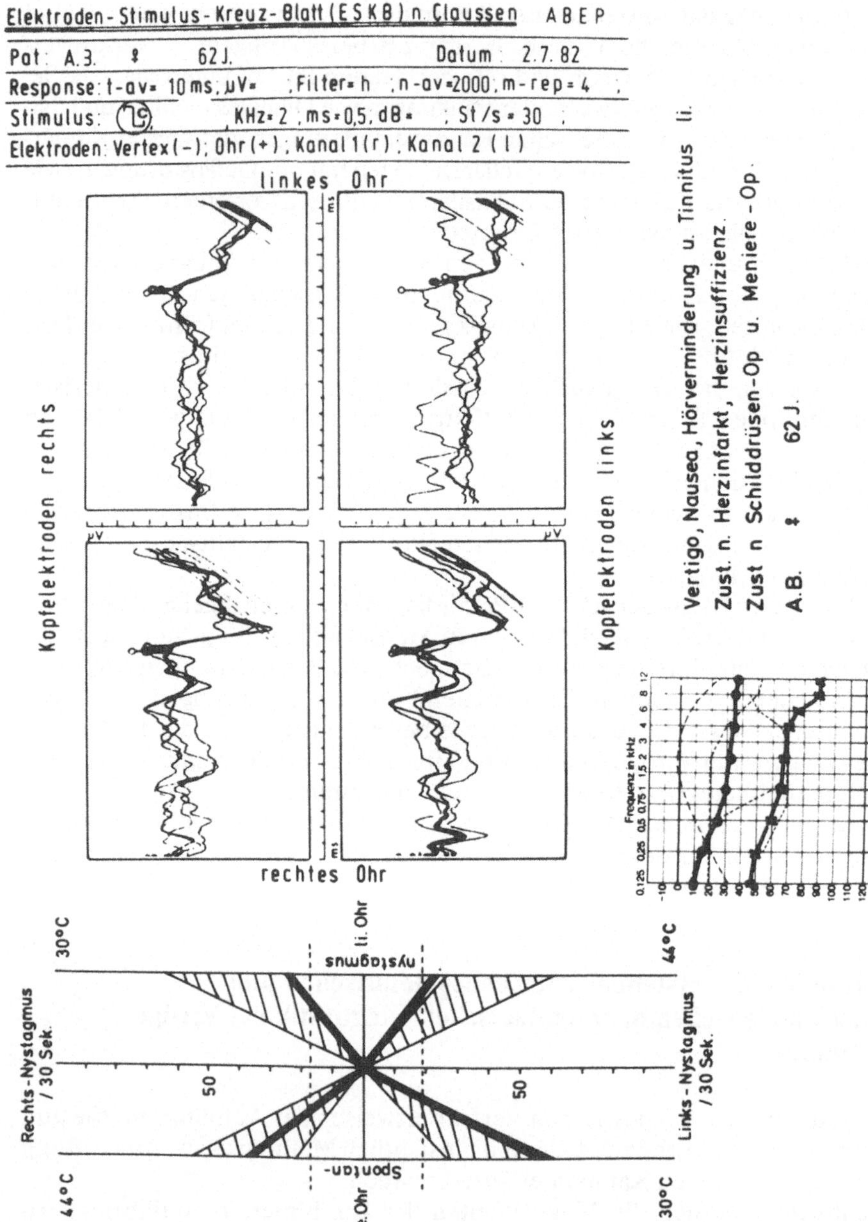

Abb. 23. Vertigo, Nausea, Hörverminderung und Tinnitus li. Zustand nach Herzinfarkt, Herzinsuffizienz. Zustand nach Schilddrüsen-Operation und Meniere-Operation. (A.B., ♀, 62 J.). *Links:* Schmetterlingskalorigramm; *rechts oben:* ESKB der akustisch evozierten Hirnstammpotentiale (ABEP), *unten:* Tonschwellenaudiogramme

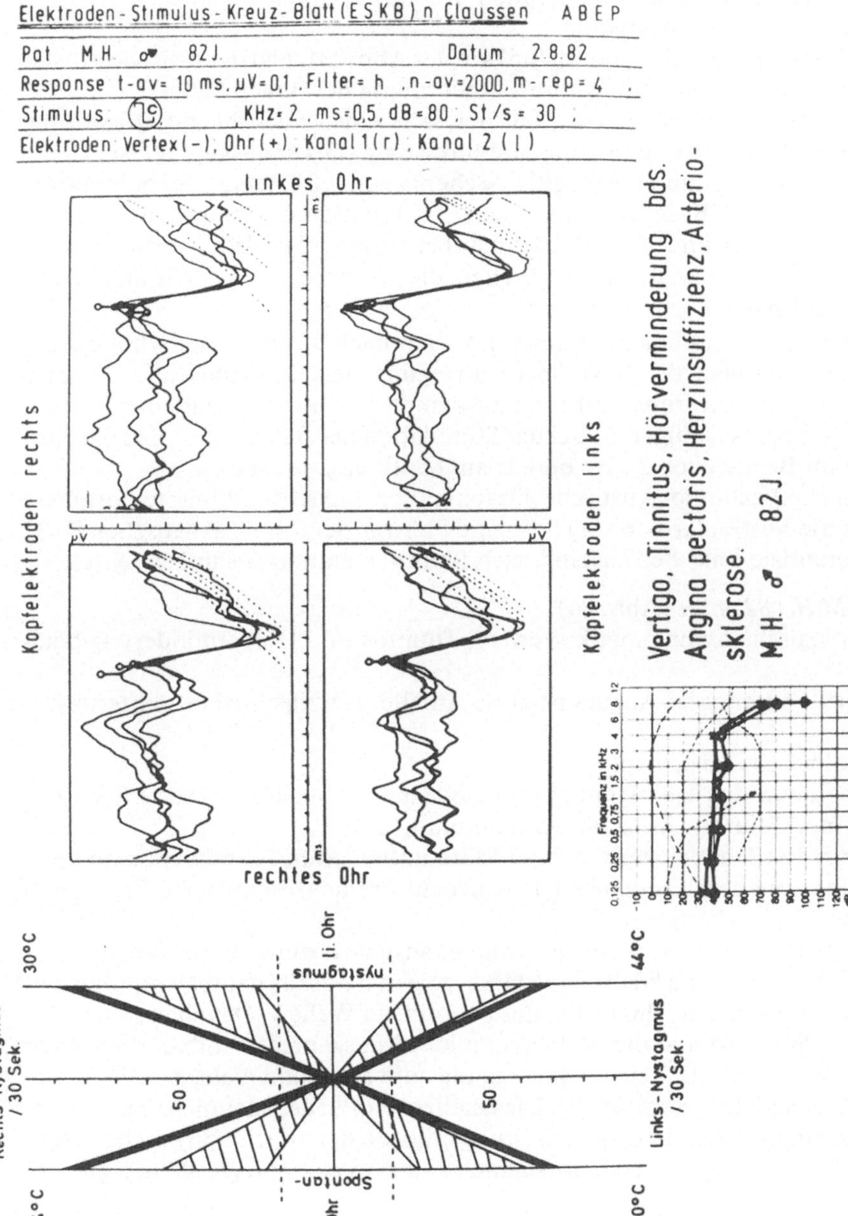

Abb. 24. Vertigo, Tinnitus, Hörverminderung bds., Angina pectoris, Herzinsuffizienz, Arteriosklerose. (M.H., ♂, 82 J.) *Links:* Schmetterlingskalorigramm; *rechts oben:* ESKB der akustisch evozierten Hirnstammpotentiale (ABEP); *unten:* Tonschwellenaudiogramme

Zustand nach Meniere-Shunt-Operation des linken Ohres.

Neurootologische Diagnostik:

- Das Schmetterlingskalorigramm (links in der Abb. 23) zeigt das typische Muster einer leichten peripheren Vestibularishemmung der linken Seite.
- Das Tonschwellenaudiogramm läßt beidseits eine pancochleäre Hörstörung erkennen, die rechtsseitig gering und linksseitig stärker ausgeprägt ist.
- Das Elektroden-Stimulus-Kreuzblatt-Schema von ABEP zeigt, bei beidseitiger Reizung mit 90 dB, insbesondere nach Stimulation des rechten Ohres und Ableitung an der linken Kopfseite, deutlich ausgeprägte Erregungskomplexe der Wellen V, III bzw. der frühen Wellen, die im vorliegenden Falle annähernd zeitgerecht sind.

Nach Reizung des linken Ohres kann auch nach 4facher Wiederholung ein verspäteter Komplex der V-Welle (= Erregung des Colliculus inferior) ausgemacht werden. Die früheren Erregungskomplexe sind nicht eindeutig identifizierbar. Zu berücksichtigen ist bei der Stimulation des linken Ohrs, daß die Hörschwelle im Bereich von 2 kHz bereits auf 65 dB abgesunken ist.

Diagnose: Vestibulo-akustische Degeneration links. Kombinierte periphere und zentrale Vestibularisstörung links und Störung der frühen akustischen Hirnstammpotentiale links bei Zustand nach Shunt-Operation des linken Ohres.

Patient (M.H.) 82 Jahre (Abb. 24)

Neurootologische Symptomatik: Vertigo, Tinnitus und Hörverminderung beidseits.

Allgemeine Anamnese: Angina-pectoris-Anfälle, Herzinsuffizienz, Arteriosklerose.

Neurootologische Diagnostik:

- Das Schmetterlingskalorigramm (linke Bildseite, Abb. 24) weist deutliche Zeichen einer diffusen Hirnstammenthemmung auf.
- Im Tonschwellenaudiogramm (Bild Mitte unten, Abb. 24) erkennt man beidseits eine annähernd seitengleiche pancochleäre neurosensorielle Schallempfindungs-Schwerhörigkeit.
- Die akustisch evozierten Hirnpotentiale, ausgelöst durch biphasische Klicks von 0,5 ms Dauer und 80 dB Lautstärke, zeigen beidseits deutlich reproduzierbare Erregungsmuster des Colliculus in Form der Welle V. Daneben sind rechts auch die Welle III und die Wellenkomplexe I ausgeprägt sichtbar, die auf der linken Seite eine schwächere Ausprägung aufweisen und nicht so stabil reproduzierbar sind. Insgesamt läßt sich feststellen, daß zu dem deutlichen vestibulären Störungsmuster und dem Störungsmuster der psycho-physischen Hörschwelle die Erregung des Hirnstamms keine so ausgeprägte Pathologie aufweist.

Diagnose: Alterssklerose mit deutlicher Leistungsminderung des Hirnstamms. Ausgeprägte zentrale Gleichgewichtsstörung vom allgemeinen Hirnstamm-Enthemmungstyp und Dysregulation der akustischen Hirnstammpotentiale.

Patient (E.B.) 66 Jahre (Abb. 25)

Neurootologische Symptomatik: Vertigo und Nausea im Gefolge einer Granatsplitterverletzung des Kopfes im Krieg.

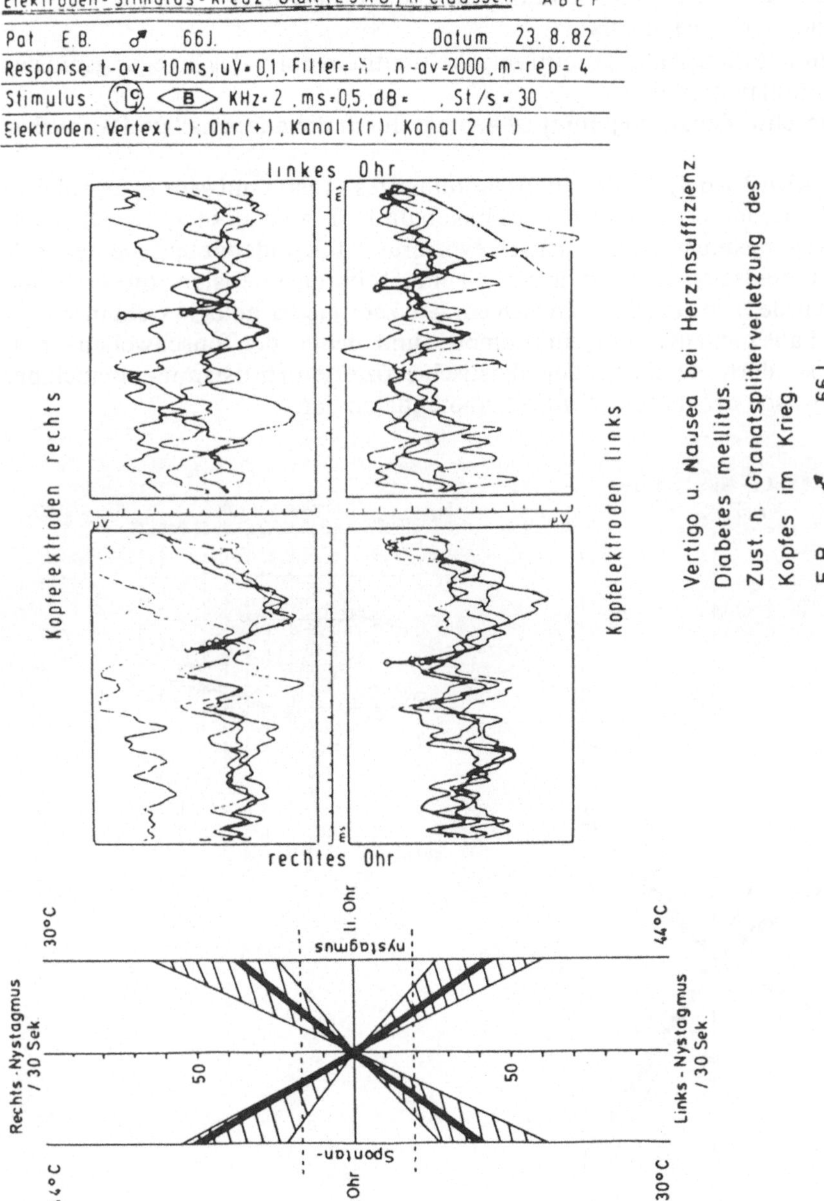

Abb. 25. Vertigo und Nausea bei Herzinsuffizienz. Diabetes mellitus. Zustand nach Granatsplitterverletzung des Kopfes im Krieg. (E.B., ♂, 66 J.). *Links:* Schmetterlingskalorigramm; *rechts:* ESKB der akustisch evozierten Hirnstammpotentiale (ABEP)

Allgemeine Anamnese: Herzinsuffizienz, Diabetes mellitus.
Neurootologische Diagnostik:

– Das Schmetterlingskalorigramm zeigt beidseits ein normales Erregungsmuster
  der Vestibularisfunktion.
– Das Tonschwellenaudiogramm ist geprägt durch die altersmäßige Presbyakusis.
– Bei der ABEP-Analyse fällt ein diskoordiniertes Muster mit sehr mangelhafter
  Reproduzierbarkeit der Wellen des linken und z.T. auch des rechten Ohrs auf.
– Das Erregungsmuster der akustisch evozierten Hirnrindenpotentiale wechselt
  ebenfalls beidseits, obschon dieses mit einer Stimulusintensität von 90 dB ausgelöst wurde. Die am stärksten ausgeprägte zentrale Pathologie stellt in sich in
  diesem Falle nicht in der Äquilibriometrie und nicht in der Tonschwellenaudiometrie, sondern sowohl bei den akustisch evozierten Hirnstamm- als auch bei
  den akustisch evozierten Hirnrindenpotentialen dar.

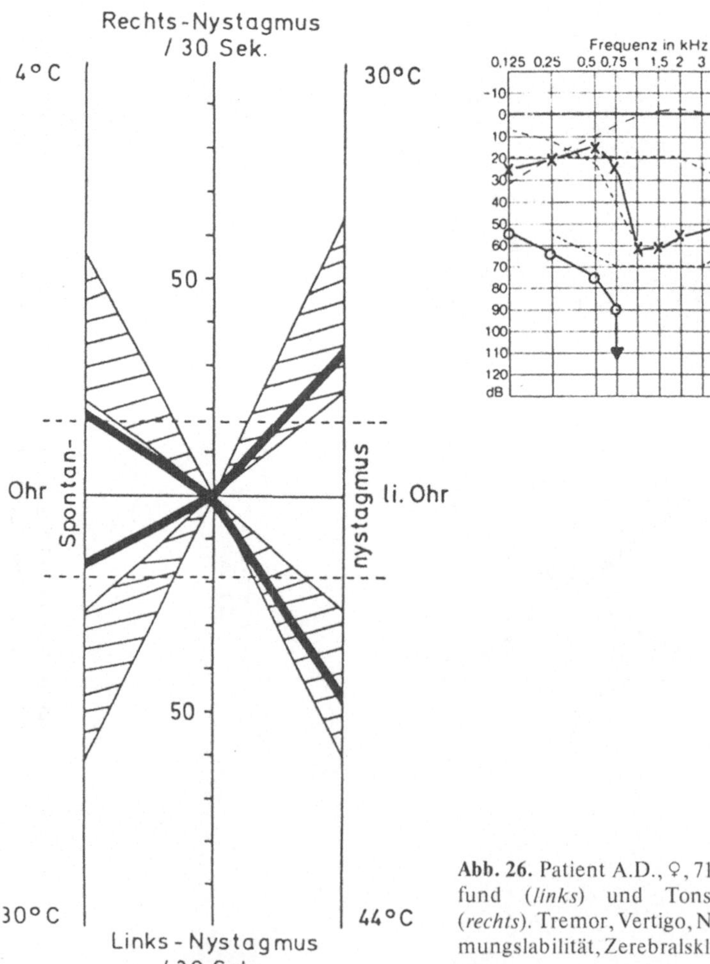

Abb. 26. Patient A.D., ♀, 71 Jahre. Nystagmusbefund (*links*) und Tonschwellenaudiogramm (*rechts*). Tremor, Vertigo, Nausea, Tinnitus, Stimmungslabilität, Zerebralsklerose, Morbus Parkinson

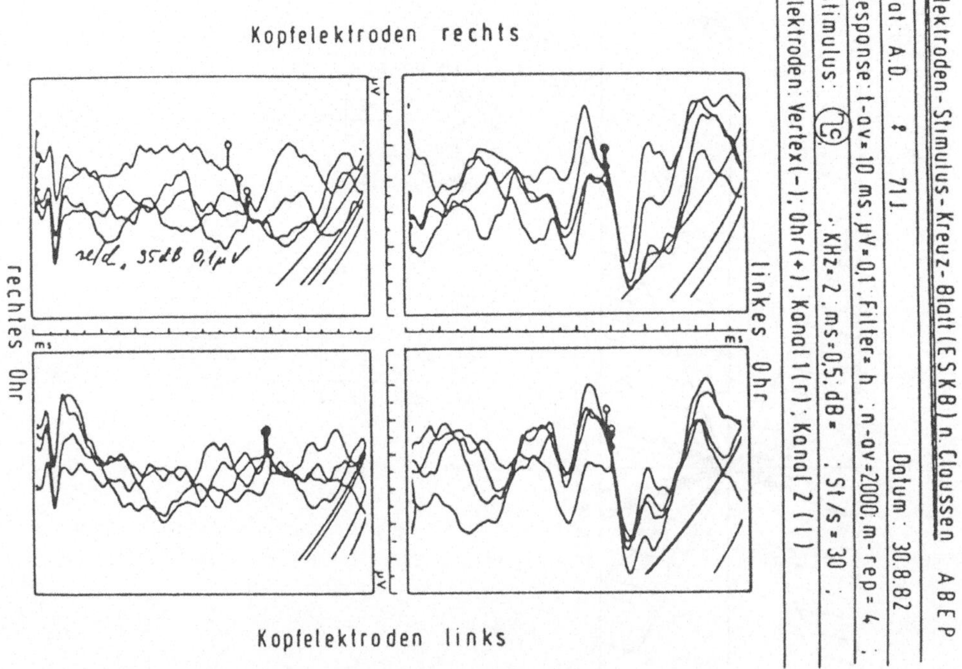

Abb. 27. Patient A.D., ♀, 71 Jahre. Hirnstammpotentiale (ABEP)

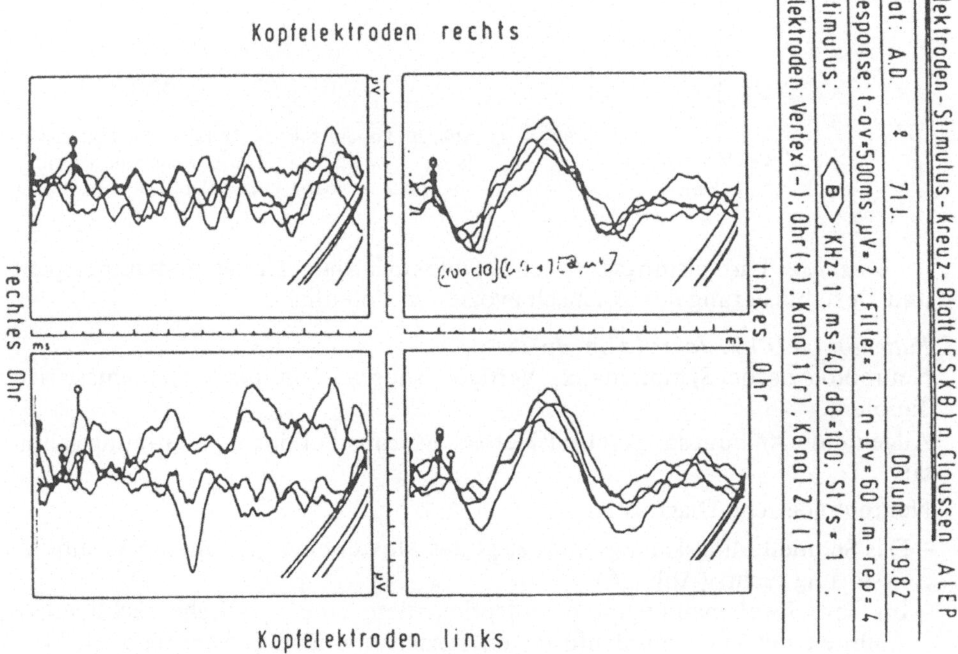

Abb. 28. Patient A.D., ♀, 71 Jahre. Hirnrindenpotentiale (ALEP)

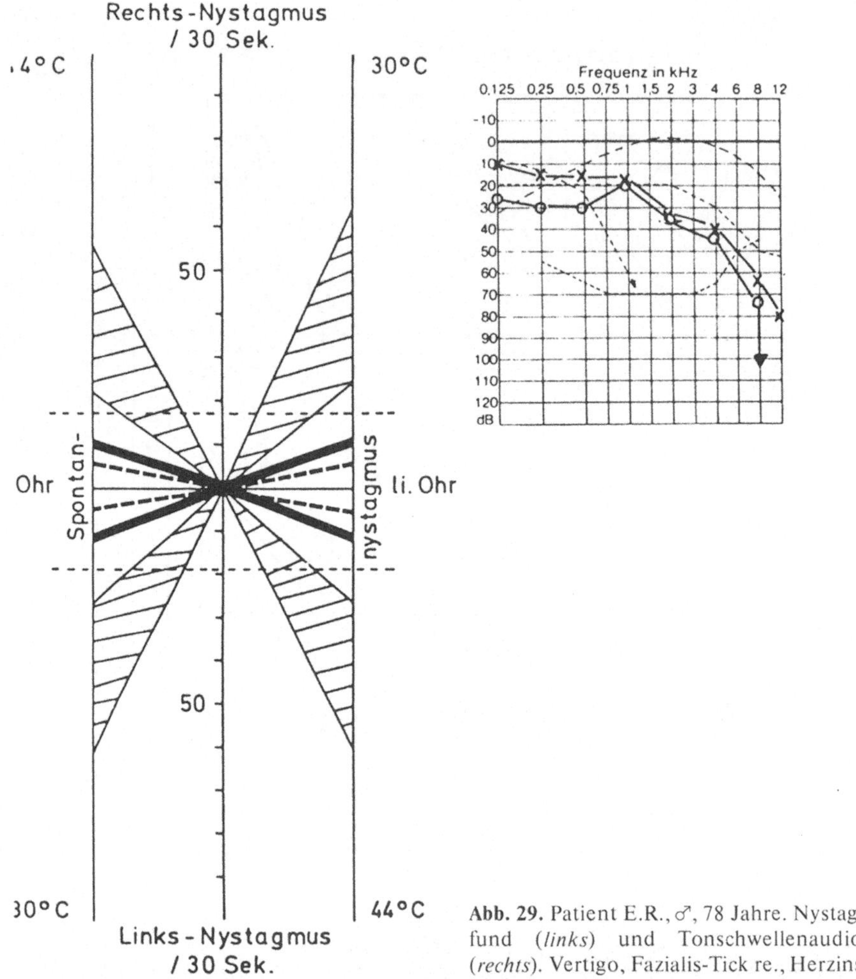

Abb. 29. Patient E.R., ♂, 78 Jahre. Nystagmusbefund (*links*) und Tonschwellenaudiogramm (*rechts*). Vertigo, Fazialis-Tick re., Herzinsuffienz

Diagnose: Hirnleistungsschwäche. Objektivierbare Hirnstammtaumeligkeit und Destabilisierung der akustisch evozierten Potentiale.

Patientin (A.D.) 71 Jahre (Abb. 26-28)
Neurootologische Symptomatik: Vertigo, Nausea, Tinnitus und rechtsseitige Taubheit.
Allgemeine Anamnese: Zerebralsklerose, Morbus Parkinson, Stimmungslabilität.
Neurootologische Diagnostik:

– Das Schmetterlingskalorigramm zeigt das Muster einer peripheren Vestibularisstörung rechts (Abb. 26).
– Im Tonschwellenaudiogramm entspricht dem eine praktische rechtsseitige Taubheit mit einer muldenförmigen sensori-neuralen Schwerhörigkeit links (Abb. 26).

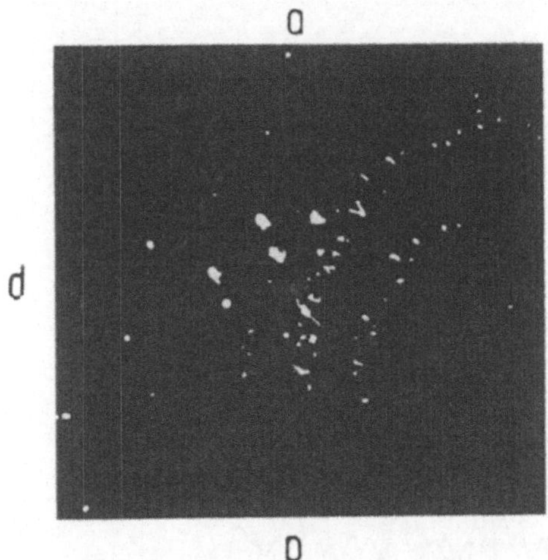

Abb. 30. Patient E.R., ♂, 78 Jahre, Cranio-Corpo-Gramm (Romberg- und Unterberger-Versuch)

- Die linksseitigen Hirnstammpotentiale weisen deutliche Komplexe der Wellen V, IV und III auf (Abb. 27), während rechts keine eindeutige Reaktion erzielt werden kann.
- Die Hirnrindenpotentiale sind nach rechtsseitiger Stimulation ebenfalls nicht identifizierbar. Nach Reizung des linken Ohrs erkennt man aber deutliche Wellenmuster mit P1, N1, P2, N2 und Erwartungswelle. Diese Konfiguration kann sowohl an der rechten als auch an der linken Kopfseite abgeleitet werden. Das Hirnrinden-Erregungsmuster ist nach linksseitiger Reizung deutlicher ausgeprägt als das Hirnstamm-Erregungsmuster (Abb. 28).

Diagnose: Rechtsseitige kombinierte periphere und zentrale Gleichgewichtsfunktionsstörung, Morbus Parkinson und Zerebralsklerose. Rechtsseitige Taubheit.

Patient (E.R.) 78 Jahre (Abb. 29–32)
Neurootologische Symptomatik: Schwankschwindel, Schwarzwerden vor den Augen, Unsicherheit und Betrunkenheitsgefühl. Schwindelauslösung durch Bücken, Aufstehen, Treppensteigen. Schwindelsymptome seit 7 Jahren im Gefolge eines Fazialis-Tics. Minuten- bis stundenlange Schwindelattacken.

Neurootologische Diagnostik:
- Hemmung von Warm- und Kaltreaktion beiderseits im Kalorigramm, perrotatorische und postrotatorische Reaktionen beiderseits in der Norm (Abb. 29).
- Kalorisch-rotatorisches Aufholphänomen im Sinne eines vestibulären Recruitments.
- Stehataxie im Cranio-Corpo-Gramm (Abb. 30)
- Leicht betonte Presbyakusis im Tonschwellenaudiogramm (Abb. 29).
- Chaotisches Enthemmungsmuster der akustischen Hirnstammpotentiale nach biphasischen Klicks, schlechte Wellenzuordnung nach links- bzw. rechtsseitiger Stimulation. Hirnrindenpotentiale gut reproduzierbar, Wellencharakter deutlich erhalten (Abb. 31 und 32).

C.-F. Claussen u. E. Claussen

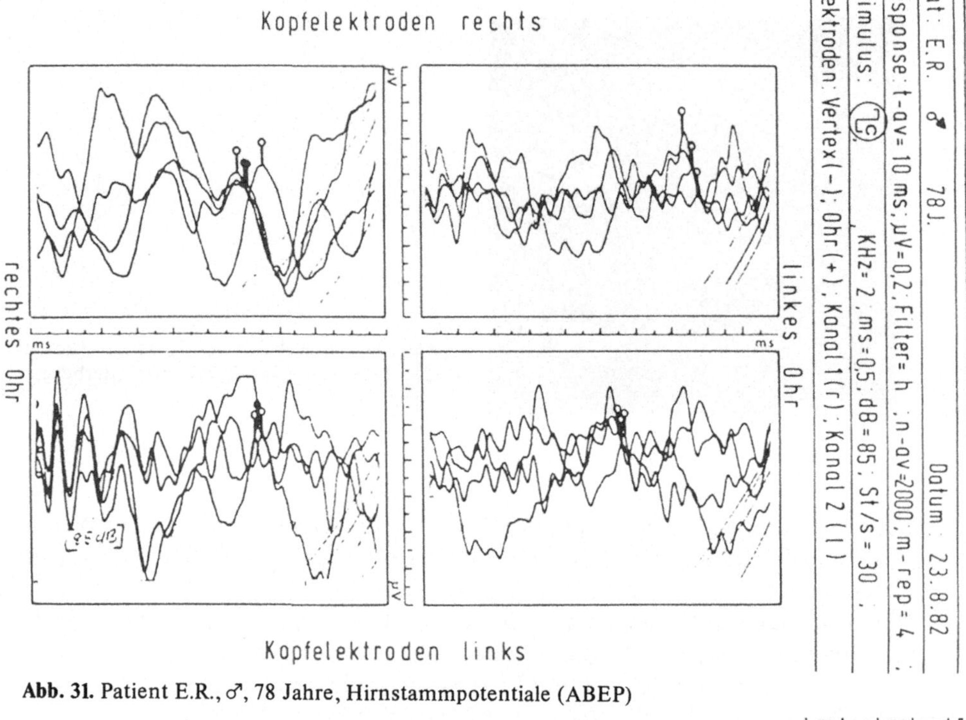

Abb. 31. Patient E.R., ♂, 78 Jahre, Hirnstammpotentiale (ABEP)

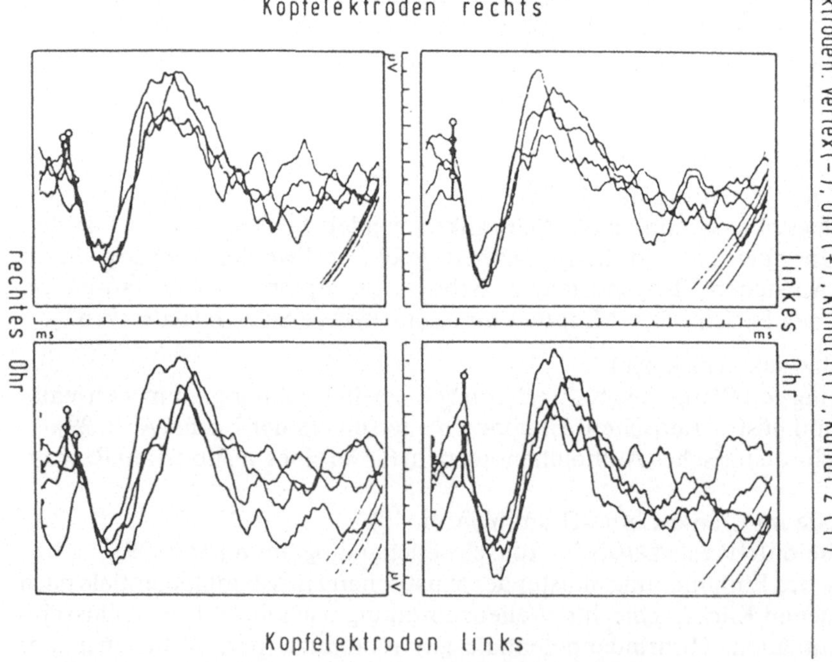

Abb. 32. Patient E.R., ♂, 78 Jahre, Hirnrindenpotentiale (ALEP)

Diagnose: Kombinierte periphere und zentrale Gleichgewichtsstörung beiderseits. Isolierte Störung der akustisch evozierten Hirnstammpotentiale bei normalen Hirnrindenpotentialen. Fazialis-Tick rechts.

Diese fünf Beispiele belegen, wie Audiometrie, Äquilibriometrie und Diagnostik mit evozierten Potentialen im Einzelfall klinisch ineinandergreifen. Häufig ist bei älteren Menschen eine kombinierte Degeneration sowohl im Bereich der Innenohrrezeptoren als auch im Hirnstamm und höheren Hirnabschnitten zu beobachten.

Literatur

1. Claussen CF (1970) Über die Aufzeichnung und Auswertung ausgewählter und quantitativer Gleichgewichtsfunktionstests. Habil.-Schrift, Berlin
2. Claussen CF (1981) Schwindel, ein Leitfaden für Klinik und Praxis, Edition medicine und pharmazie, Hamburg und Neu-Isenburg
3. Clemis JD, Mitchel C (1977) Electrocochleography and brainstem responses used in diagnosis of acoustic tumours. J Otolaryngol 6:447–459
4. Coats AC, Martin JL (1977) Human auditory nerve action potentials and brainstem evoked responses. Arch Otolaryngol 103:605–622
5. Keidel WD, Neff WD (1974–1976) Auditory System. In: Handbook of Sensory Physiology, Vol. V/1: Anatomie, Physiology of the Ear. Vol. V/2: Physiology (CNS), Behavioral Studies, Psychoacoustics. Vol V/3: Clinical and Special Topics. Springer, Berlin Heidelberg New York
6. Maurer K, Lowitzsch K (1982) Brainstem auditory evoked potentials in reclassification of 143 M.S.-patients. In: Clinical applications of evoked potentials in neurology. Raven-Press, New York, pp 481–491
7. Nechel C van, Deltenre E, Struel S, Capon A (1982) Value of the simultaneous recording of brainstem auditory evoked potentials, blink-reflex and short-latency somato-sensory evoked potentials for the assessment of brainstem function in clinical neurology. In: Clinical applications of evoked potentials in neurology. Raven-Press, New York
8. Romberg H (1848) Lehrbuch der Nervenkrankheiten. Springer Berlin, S 184–191
9. Sohmer H, Cohen D (1976) Responses of the auditory pathway in several types of hearing loss. In: Ruben RJ et al. (eds) Electrocochleography. University Park Press, Baltimore, M.D., pp 431–437
10. Sohmer H, Feinmesser M, Szabo G (1974) Sources of electrocochleographic responses as studied in patients with brain damage. Electroenceph Clin Neurophysiol 37:663–669
11. Starr A, Archor LJ (1975) Auditory brainstem responses in neurological disease. Arch Neurol (Chic) 32:761–768
12. Stockard JJ, Rossiter VS (1977) Clinical and pathological correlates of brainstem auditory response abnormalities. Neurology (Minneap) 27:316–325
13. Unterberger S (1938) Neue objektive registrierbare Vestibularis-Körperdreh-Reaktionen erhalten durch Treten auf der Stelle. Der Tretversuch. Arch Ohren Nasen Kehlkopfheilkd 145:273–282

Differentialdiagnose und Differentialtherapie von Schwindel und Ohrensausen beim alten Menschen

C.-F. Claussen und E. Claussen

Zusammenfassung

Beim alten Menschen nehmen neben den Sinnes- und Hirnfunktionsstörungen auch Schwindel und Ohrengeräusche zu. Man spricht dann von Presbyvertigo bzw. Presbytinnitus. In Einzelfällen können diese Phänomene durch chirurgisch anzugehende Erkrankungen bedingt sein. Über Übungsbehandlungen des Gleichgewichtssystems liegen erste Erfahrungen vor. In der Regel geht man diese Beschwerden heute aber mit gezielter Pharmakotherapie an.

Nach derzeitigen Vorstellungen kann eine gezielte Behandlung mit Wirkstoffen sowohl am Energiestoffwechsel der Hirnzelle direkt als auch an der Hirndurchblutung regulatorisch angreifen. Daneben sind die verschiedenen Neurotransmitter und die Blut-Hirn-Schranke pharmakotherapeutisch von Bedeutung.

Mit den modernen Methoden der Äquilibriometrie und der evozierten Hirnpotentiale ist inzwischen eine recht genaue Differentialdiagnose dieser Erkrankungen und damit auch ein gezielter Therapieeinsatz möglich geworden.

Die 6 Hauptgruppen der bei der neurootologischen Behandlung eingesetzten Pharmaka werden besprochen.

Neben dem Einsatz von Wirksubstanzen kommt bei Tinnitus eine physikalische, gegebenenfalls auch eine psychotherapeutische Behandlung in Frage, um die Patienten von ihren Ohrengeräuschen abzulenken.

Bei Vertigopatienten kann über die Pharmakotherapie hinaus eine Übungsbehandlung des Gleichgewichtssystems angezeigt sein.

Als Therapiebeispiele für Behandlungserfolge mit Extr. Ginkgo biloba werden sowohl eine Doppelblindstudie als auch mehrere Fallbeispiele angeführt.

Summary

In old age, disturbances of sensory and cerebral function are accompanied by increasing degrees of vertigo and tinnitus. In old patients these symptoms are referred to as presbyvertigo and presbytinnitus respectively. In a few cases the symptoms may be due to disorders that are amenable to surgical correction. Functional treatment of the organs of balance has also been tried and some preliminary experiences are available.

Most commonly, however, such complaints are treated by specific pharmacotherapy.

According to current ideas, specific treatment with active compounds may be directed either at the metabolism of cerebral neurones, or towards the regulation of cerebral blood flow. Important pharmacological factors include the various neurotransmitters and the blood-brain barrier.

The modern techniques of equilibriometry and cerebral evoked potentials meanwhile have made it possible to achieve a fairly precise differential diagnosis in these conditions, and thus to select an appropriate specific therapy.

The six principal groups of drugs used in neuro-otological practice are discussed.

In the treatment of tinnitus, it may be appropriate to give physical treatment besides drug therapy. Sometimes psychotherapy may also be useful in distracting the patient's attention from his symptoms.

In patients with vertigo, functional treatment of the organs of balance by suitable exercises may be indicated in addition to pharmacotherapy.

A double-blind trial and a number of case histories are cited as examples of successful treatment with *Ginkgo biloba* extract.

Résumé

Chez le vieillard, à côté des troubles des fonctions sensorielles et cérébrales, augmentent également les vertiges et les bourdonnements d'oreille. On parle alors respectivement de „presby-vertigo" et de „presbytinnitus". Dans certains cas, ces phénomènes peuvent être dûs à des maladies traitables chirurgicalement. Il existe de premières expériences en ce qui concerne des traitements d'entraínement du système d'équilibration.

Mais en règle ces troubles sont aujord'hui traités à l'aide d'une pharmacothérapie spécifique.

D'après les conceptions actuelles, un traitement spécifique avec des substances activés peut agir d'une façon régulatrice aussi bien directement sur le métabolisme énergétique de la cellule cérébrale que sur la vascularisation cérébrale. En plus, les différents transmetteurs neurologiques et la barrière hémoméningée ont une importance pharmacothérapeutique.

Avec les méthodes modernes de l'équilibriométrie et des potentiels cérébraux évoqués il a été possible, entre temps, de faire un diagnostic différentiel assez exact de ces maladies et, par conséquent, d'appliquer une thérapie spécifique.

Les 6 groupes principaux des médicaments utilisés pour le traitement neuro-otologique sont discutés.

A côté de substances actives, on utilise dans les tintements d'oreille un traitement physique, le cas échéant aussi une psychothérapie pour détourner l'attention des malades de leurs bourdonnements d'oreille.

Ches les patients ayant des vertiges il peut être utile d'appliquer, en plus d'une pharmacothérapie, un traitement d'entraínement du système d'équilibration.

Comme exemples thérapeutiques démontrant les succès du traitement par extr. ginkgo biloba, une étude en double aveugle ainsi que plusieurs cas individuels sont présentés.

Resumen

El mareo y el acutena de oídos aumentan en el sujeto de edad avanzada conjuntamente con otros trastornos de la función del cerebro y de los órganos de los sentidos. Se habla, en consecuencia, de un vértigo y de un tinitus senil. En algunos casos aislados ambos fenómenos pueden obedecer a enfermedades susceptibles de ser modificadas quirúrgicamente. Se producen las primeras experiencias sobre la kinesiterapia del órgano del equilibrio.

Estas molestias se tratan hoy día sin embargo preferentemente a través de una farmacoterapia dirigida.

De acuerdo a las concepciones actuales, un tratamiento selectivo con determinados principios activos puede intervenir, ya sea directamente sobre el metabolismo energético de las células cerebrales o indirectamente a través de una regulación de la perfusión sanguínea cerebral. En este sentido los neurotransmisores y la barrera hematoencefálica juegan un rol farmacoterapéutico de importancia.

Con los métodos modernos de la Equilibriometría y del estudio de los potenciales cerebrales evocados ha sido posible entretanto alcanzar un diagnóstico diferencial muy exacto y por consiguiente una aplicación terapéutica dirigida de estas enfermedades.

Se presentan los 6 grupos principales de fármacos que se utilizan en el tratamiento neuro-otológico.

Junto a la administración de substancias farmacológicamente activas se justifica llevar a cabo una fisioterapia y eventualmente también un tratamiento psicoterapéutico para liberar o distraer a los pacientes de la percepción de ruidos anormales.

La kinesiterapia del órgano del equilibrio puede estar indicada en pacientes que sufren de vértigo, como un coadyuvante de la terapia medicamentosa.

Se exponen los resultados de un estudio de doble ciego, como asimismo el relato de varios casos clínicos con el fin de poner de relieve los éxitos terapéuticos obtenidos con el Extr. Ginkgo biloba.

1 Einleitung

Im Zusammenhang mit dem Altern des Menschen treten klinisch objektivierbare Sinnes- und Hirnfunktionsstörungen vermehrt auf. Dies gilt z.B. für:

- Presbyopie,
- Presbyakusis,
- Presbyvertigo,
- Presbyataxie,
- Presbytinnitus.

Die nachfolgende Darstellung beschränkt sich auf *Presbyvertigo* und *-tinnitus*.

Schwindel und Ohrensausen können beim alten Menschen in engem Zusammenhang mit Funktionsstörungen anderer Organsysteme vergesellschaftet sein. Man denke hierbei vor allem an das weite Feld der kardiovaskulären Erkrankungen, die oftmals gestörte Stoffwechselsituation und mangelhafte Nierentätigkeit im Senium als wesentlichste Ursachen.

Da das Gehirn und die Kopf-Sinnes-Organe nicht losgelöst vom Körper betrachtet werden können, ist verständlich, daß der allgemeinen Herz-, Kreislauf- und Stoffwechselfunktion unser bevorzugtes Augenmerk gilt. Orthostatische

Dysregulationen mit einem zu tiefen Absinken des Blutdruckes und hypertone
Zustände sollten behandelt werden. Bei Zeichen einer Herzinsuffizienz ist eine
regelmäßige kardiomuskuläre Dauertherapie (Digitalis) durchzuführen. Auch
ein Diabetes mellitus bzw. dessen Einstellung muß streng kontrolliert werden,
wobei der Altersdiabetes oft schon mit diätetischen Maßnahmen beherrschbar
ist.

Vertigo, Tinnitus und Nausea im Alter können auch durch Nierenversagen
entstehen. Die Innenohrfunktion hängt u.a. vom sekretorisch stabilen Endo-
lymphhaushalt ab, deshalb sollte man den Nierenstoffwechsel überwachen und
für genügende Ausfuhr bzw. Clearance sorgen.

1.1 Anatomisch-funktionelle Grundstrukturen

Die spezielle neurootologische Therapie findet ihr morphologisches Korrelat in
den funktionellen anatomischen Strukturen des *Gleichgewichts-* bzw. *Gehörsy-
stems.*

Abbildung 1 stellt die für unser Thema interessanten Strukturen im Hirn und
am Innenohr dar.

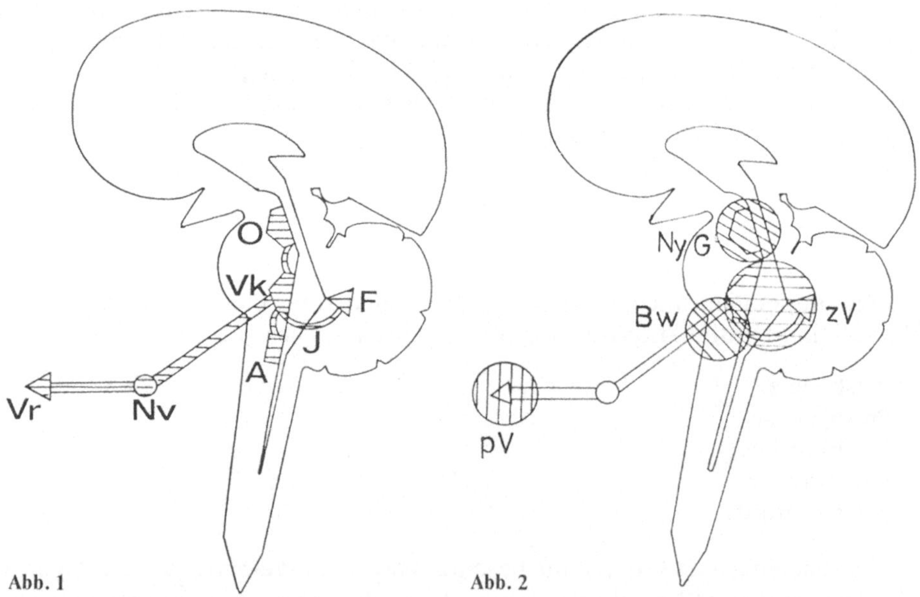

Abb. 1. Schematische Darstellung der für die neurootologische Diagnostik und Therapie wichtigen
Strukturen im Gehirn und am Innenohr (Längsschnitt des menschlichen Gehirns), *A* Accessorius-
Kern-Gebiet, *F* Nucleus fastigii, *J* juxtarestiformes Bündel, *O* Okulomotoriuskerne, *Nv* N. vestibula-
ris, *Vk* Vestibulariskerne, *Vr* vestibuläre Rezeptoren

Abb. 2. Schematische Darstellung der wichtigen pathophysiologischen Regionen der vestibulären
Gleichgewichtssteuerung (Längsschnitt des menschlichen Gehirns). *pV* peripherer Vestibulariskomplex, *zV* zentraler Vestibulariskomplex, *NyG* Nystagmusgeneratorkomplex, *Bw* Kleinhirnbrük-
kenwinkel

Abbildung 2 zeigt eine grobschematische Gliederung der pathophysiologisch wichtigen Regionen des *vestibulären Gleichgewichtssystems:*

- peripherer Vestibulariskomplex (pV)
- zentraler Vestibulariskomplex (zV)
- Nystagmusgeneratorkomplex (NyG)
- Kleinhirnbrückenwinkel (Bw).

Hierbei kommt dem Kleinhirnbrückenwinkel eine besondere Bedeutung zu. Abbildung 3 stellt das *akustische System* dar:

- Cochlea und N. acusticus (N. oct.),
- Hirnstammkerne im Hauptschluß [Olivenkernkomplex (Ol. sup.), Nucleus acusticus ventralis (N.a.v.) und dorsalis (N.a.d.)],
- Hirnstammkerne im Nebenschluß, insbesondere unterer Vierhügelkern (Col. inf.) und Nucleus lemniscus lateralis (Nucl. l.l.),
- Corpus geniculatum mediale (Corp.g.m.) des Thalamus (Hörbahn),

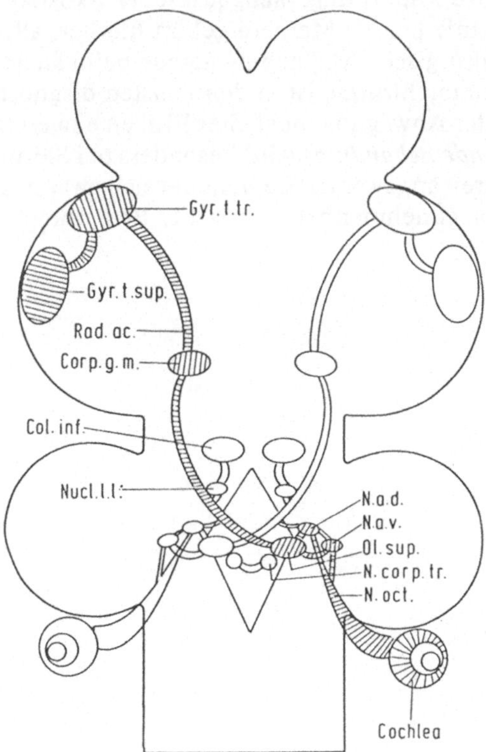

Abb. 3. Schematische Darstellung der Hörbahn von der Cochlea bis zur Temporalrindenprojektion (Flachschnitt des menschlichen Gehirns vom Vertex zum Foramen magnum entlang des Bodens des IV. Ventrikels). *Col. inf.* unterer Vierhügelkern, *Corp. g. m.* Corpus geniculatum mediale, *Gyr. t. sup.* Gyrus temporalis superior, *Gyr. t. tr.* Gyrus temporalis transversus, *N. a. d.* Nucleus acusticus dorsalis, *N. a. v.* Nucleus acusticus ventralis, *N. corp. tr.* Nucleus corporis trapezoidei, *N. oct.* N. acusticus, *Nucl. l. l.* Nucleus lemniscus lateralis, *Ol. sup.* Olivenkernkomplex, *Rad. ac.* Radiato acustica

- Nucleus corporis trapezoidei (N. corp. tr.) als Beginn einer Querverbindung beider Hörbahnen durch das Trapezkörpersystem,
- Radiatio acustica (Rad. ac.), die die akustische Information in die Endhirnrinde einbringt,
- Gyrus temporalis transversus (Gyr.t.tr.) (primäre Hörrinde)
- Gyrus temporalis superior (Gyr.t.sup.) (sekundäre Hörrinde).

1.2 Mögliche Therapiekonzepte und deren Indikation

Das Spektrum der heute zur Verfügung stehenden neurootologischen Therapie (Abb. 4) umfaßt:
- die Chirurgie,
- die systemübende Behandlung,
- die Pharmakotherapie.

Eine Domäne der *chirurgischen Behandlung* sind die Erkrankungen des N. statoacusticus, insbesondere die operative Entfernung nachgewiesener Akustikusneurinome. Auch die Labyrinthektomie bei M. Meniere gehört hierher; allerdings sollte sich diese destruktive chirurgische Maßnahme gerade beim älteren Menschen vermeiden lassen. Die Tumorchirurgie ist in den meisten diagnostizierten Fällen angezeigt und muß unter Abwägung möglicher Risiken eingesetzt werden. Die physikalische *systemübende Behandlung* wird besonders bei Störungen im Bereich der Innenohrrezeptoren angewandt. Sie befindet sich zwar noch im Experimentalstadium, ist aber von zunehmender praktischer Bedeutung.

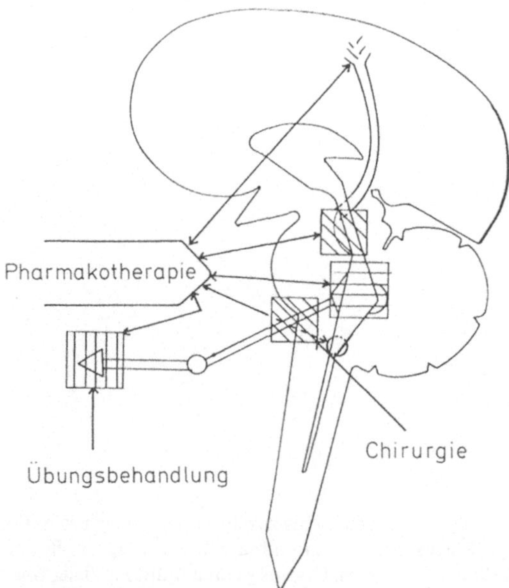

Abb. 4. Schematische Darstellung der Angriffspunkte verschiedener therapeutischer Möglichkeiten bei Vertigo und Tinnitus (Längsschnitt des menschlichen Gehirns)

In Analogie zu den in der Einleitung erwähnten Kreislauf- und Stoffwechsel-störungen des alten Menschen bietet sich für die neurootologischen Symptome wie Presbyvertigo und -tinnitus die *Pharmakotherapie* an, die hier mit Abstand die größte Rolle spielt. Sie beeinflußt Störungen im Bereich des Rezeptors ebenso wie solche der chemischen Triggerzone, der Hirnstammschaltkomplexe des Vestibularis, der Hörbahn und der Hirnrindenprojektion. Einerseits können hierdurch Schwindel, Taumeligkeit, Gangunsicherheit, Ohrensausen und Sehstörungen beseitigt, andererseits der gesamte zentralnervöse Antrieb des alternden Menschen im Sinne einer Befindlichkeitsbesserung beeinflußt werden.

In der Behandlung von Schwindel und Ohrensausen beim alten Menschen sollte eine exakt abgestimmte Maßnahmenkette von Pharmakotherapie und begleitendem körperlichen Training ineinandergreifen.

2 Angriffspunkte einer Therapie bei Sinnes- und Hirnfunktionsstörungen

Durch das Auffinden von Substanzen, die auf verschiedenen Ebenen in den Hirnstoffwechsel eingreifen, werden diagnostisch abgeklärte Störungen in diesem Bereich einer gezielten Therapie zugänglich. Dabei sind die in Abb. 5 dargestellten neuropharmakologischen Besonderheiten zu beachten. In der Zeichnung wurde die globale und regionale Hirndurchblutung nicht berücksichtigt.

Im folgenden soll auf die einzelnen Faktoren näher eingegangen werden.

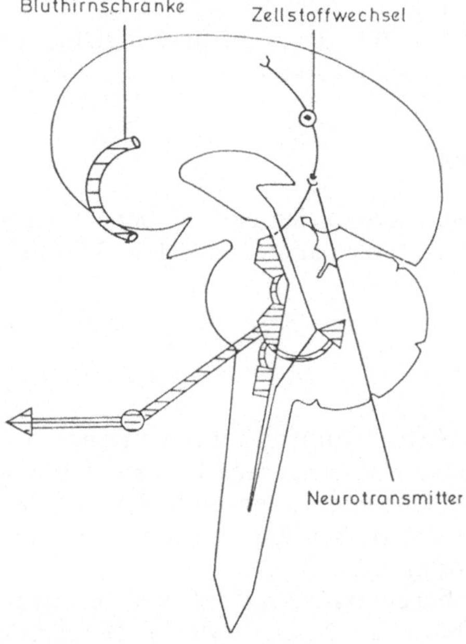

Abb. 5. Schematische Darstellung der neuropharmakologischen Besonderheiten einer Therapie bei Sinnes- und Hirnfunktionsstörungen (Längsschnitt des menschlichen Gehirns)

2.1 Energiestoffwechsel der Hirnzelle

Für Medikamente sind mögliche Angriffspunkte an der Hirnzelle:

- Sauerstoff- und Glukoseaufnahme,
- Energieeinsparung unter Erhaltung der Aktivität.

Das Gehirn baut energiereiche Verbindungen über die Glukose auf. Durch eine der Glykolyse identische Reaktionsfolge des anaeroben Kohlenhydratabbaus wird die aufgenommene Glukose in den Hirnzellen zu Brenztraubensäure umgesetzt. Der größte Teil hiervon wird über die Bildung von Acetyl-Coenzym A in den Citratzyklus eingeschleust, ein kleiner Teil in Milchsäure umgewandelt. Nebenbei bemerkt ist Acetyl-Coenzym A auch für die Synthese des Neurotransmitters Acetylcholin von Bedeutung; letztere benötigt allerdings nur einen geringen Teil der vorhandenen Brenztraubensäure. Hieraus folgt, daß Störungen der Oxidation von Brenztraubensäure solche in der Acetylcholinbildung nach sich ziehen können.

Für den oxidativen Abbau der Kohlenhydrate ist der Citratzyklus mit seiner Verbindung zur Atmungskette der zentrale Stoffwechselweg. In der Ultrastruktur der Zelle sind die zugehörigen Enzymsysteme vor allem in den Mitochondrien, aber auch in den Organellen, lokalisiert. Als zusätzlicher Stoffwechselweg und als Spezifität des Gehirns gilt der „GABA-Shunt" (GABA = Gamma-Aminobuttersäure), der mit dem Aminosäure-Pool gekoppelt ist. Er läuft vorwiegend in den Ribosomen des endoplasmatischen Retikulums ab, wobei im Bedarfsfall aus glukoplastischen Aminosäuren Glukose aufgebaut und wie oben beschrieben, im Citratzyklus wieder abgebaut wird. Die Energieversorgung ist so, selbst bei vollständiger Unterbrechung der Glukosezufuhr, für maximal 45 min gesichert. Störungen des allgemein recht stabilen Energiestoffwechsels gehen zahlreiche, klinisch auffällige Veränderungen der Gehirnfunktion voraus.

2.2 Globale und regionale Hirndurchblutung

Die Regulation der Hirndurchblutung ist sehr kompliziert und bisher noch nicht völlig erforscht. Nach Betz [1] sind bei der Autoregulation mindestens 3 Grundmechanismen beteiligt, und zwar:

- eine myogene Komponente,
- eine metabolische Komponente,
- eine neurogene Komponente.

Die glatten Muskelzellen kontrahieren sich als Antwort auf einen Dehnungsreiz; chemisch wird dann durch die plötzliche Drucksteigerung die Durchblutung kurzfristig erhöht. Daraufhin werden die dilatierend wirkenden Stoffe ausgewaschen, was sekundär zur Vasokonstriktion führt. Bei Druckverminderung hingegen reichern sich gefäßerweiternde Substanzen an.

Bei körperlichen Anstrengungen, z.B. bei einem 100-m-Lauf, wird vom Sympathikus eine vermehrte Adrenalinausschüttung mit nachfolgender Verengung der Hirngefäße bewirkt. Dadurch werden kleine Arterien und Kapillaren vor Blutdruckspitzen unter starker körperlicher Belastung geschützt.

Wie bereits erwähnt, sind zahlreiche Erkrankungen oft Ursache einer relativen Mangeldurchblutung des ZNS. Nach Kuschinsky et al. [6] zählen dazu im wesentlichen:

- Sklerose der Hirngefäße,
- Bradykardien,
- Arrhythmien,
- Herzmuskelinsuffizienzen,
- starke Blutdruckschwankungen.

Auch wir konnten an unseren Schwindel- und Tinnituspatienten häufig einen kausalen Bezug zu einem Herz-Kreislauf-Leiden beobachten. Verdeutlicht man sich die Versorgungsbedürfnisse des gesunden, ausgereiften menschlichen Gehirns (Abb. 6), so wird verständlich, welch enge Beziehung zwischen Substratangebot und intakter Funktion besteht. Nach Hoyer [5] beansprucht das Gehirn bei 2–3% Anteil am Körpergewicht:

- 20% des Herz-Zeitvolumens,
- 20% der zur Verfügung stehenden Sauerstoffmenge,
- 25% der gesamten Glukoseaufnahme.

Deshalb ist die Verbesserung der regionalen und globalen Hirndurchblutung ein sinnvoller Therapieansatz. Prinzipien dieser Behandlung sind:

- Vasodilatation,
- Steigerung des Herz-Minuten-Volumens,
- Erhöhung des Perfusionsdrucks,
- Verbesserung der Fließeigenschaften des Blutes bzw. der Mikrozirkulation.

Die regionale Hirndurchblutung ist heute mittels der sog. Xenon-Clearance-Methode meßbar. Zahlreiche Versuche mit verschiedenen Medikamenten sind unternommen worden, die regionale Hirndurchblutung zu steigern, in der Regel mit geringem Effekt.

Nach Heiss u. Zeiler [4] lassen sich bei Patienten mit zerebro-vaskulären Erkrankungen auf ischämischer Basis nach der Gabe einer Substanz mit Wirkung auf die Hirndurchblutung folgende Änderungen in den geschädigten bzw. gesunden Hirnarealen beobachten:

- keine Veränderung,
- konkordante oder gleichsinnige Steigerung (sowohl geschädigtes als auch gesundes Hirngewebe wird besser durchblutet),
- heterogene oder gegensinnige Reaktion (eines der beiden Areale wird zu Lasten des anderen bevorzugt mit Blut versorgt. Gefürchtet wird hierbei insbesondere der sog. intrazerebrale Stealeffekt, der die Blutversorgung des erkrankten Gewebes zu Gunsten der gesunden Bezirke weiter einschränkt). Auch der umgekehrte Fall, der inverse intrazerebrale Stealeffekt kommt vor, hier wird das ischämisch geschädigte Hirngewebe besser durchblutet [4].

Nach der gleichen Untersuchung steigern folgende Medikamente statistisch signifikant sowohl den regionalen als auch den globalen Blutdurchfluß durch die Hemisphären: Hexobendin, Hexobendin + Ethamivan, Hexobendin + Etofyllin, Dextran, Dextran + Sorbit, Ginkgo biloba, Proxazol und Vincamin.

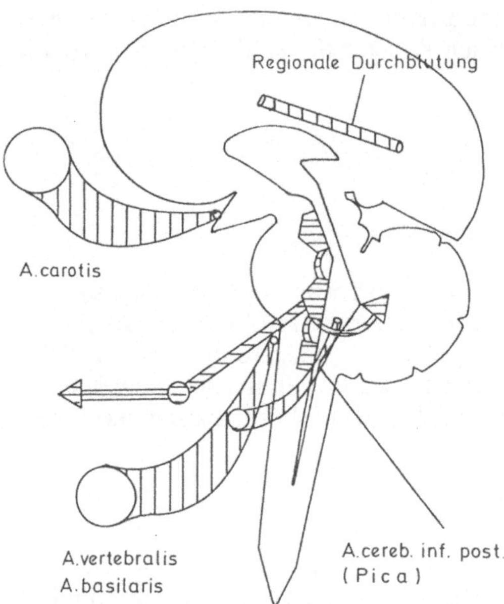

Abb. 6. Schematische Darstellung der globalen und regionalen Hirndurchblutung mit wichtigen Versorgungsgefäßen (Längsschnitt des menschlichen Gehirns)

Grundsätzlich kann man nach Heiss u. Zeiler [4] bei der Behandlung von zerebrovaskulären Erkrankungen mit Medikamenten nur dann günstige Effekte erwarten, wenn die Perfusion im ischämisch geschädigten Areal verbessert wird, wobei die Gesamtdurchblutung zumindest gleichbleiben, besser aber ansteigen sollte.

2.3 Blut-Hirn-Schranke

Der Blutfluß durch die Hirngefäße steuert die Energieübernahme aus der Blutversorgung in die eigentlichen Funktionszellen des Hirngewebes. Er wird letztlich durch die glatte Gefäßmuskulatur reguliert. Der Stoffaustausch zwischen Blut und den zu versorgenden Gewebsarealen wird aber im Hirn durch eine besonders stark ausgeprägte Schrankenfunktion des Endothels selektiv beeinflußt. Diesen Mechanismus, der vor allem für das Substratangebot an die Hirnzellen von entscheidender Bedeutung ist, nennt man Blut-Hirn-Schranke.

Physiologisch sind für die Überwindung der Endothelschranke unterschiedliche Transportmöglichkeiten vorhanden:

- Diffusion (O_2 und CO_2),
- aktiver energieverbrauchender Transport von Elektrolyten (Na-K-Pumpe),
- aktiver energiesparender Transport (für Glukose und Aminosäure postuliert),
- Pinozytose makromolekularer Verbindungen.

Pharmakologisch ist die Blut-Hirn-Schranke dann von Bedeutung, wenn die Gefäßmuskulatur und die Gehirnsubstanz selbst von Medikamenten erreicht werden sollen. Es ist deshalb bisher nicht gelungen, Hirngefäße medikamentös selektiv zu erweitern. Bricht die Blut-Hirn-Schranke zusammen, was bei Allgemeinerkrankungen wie Hypertonie, Stoffwechselentgleisungen, Hirninfarkten und Schädeltraumen geschehen kann, dann dringen Blutbestandteile, Stoffwechselprodukte und Wasser ungehindert in das Gehirn, wodurch schwere Komplikationen, z.B. Hirnödeme, möglich werden. Weiterhin nimmt man an, daß die Blut-Hirn-Schranke das Hirngewebe gegen zufällig im Blut gelöste und antransportierte Neurotransmitter-Substanzen abschirmt.

2.4 Neurotransmitter-Produktion

Physiologisch und pharmakotherapeutisch sind darüber hinaus die Funktionen der Neurotransmitter von Bedeutung. Sie übertragen an den Synapsen Aktivitäten von einer Nervenzelle zur anderen im „one-way-system". Sie sind Informationsträger, die chemisch in den präsynaptischen Strukturen gespeichert und nach Nervenimpulsen, meist in elektrischer Form, aus ihren Depots freigesetzt werden. Sie überqueren den Synapsenspalt und verändern die Konfiguration des nachgeschalteten postsynaptischen Rezeptors. Anschließend erfolgt eine sofortige chemische Inaktivierung, dann hat die nachgeschaltete Nervenzelle aber bereits ein Erregungsmuster empfangen, das sie ihrerseits nun weiter verarbeiten kann. Je nach chemischer Qualität und Quantität bzw. Wirkungsort hemmen oder fördern die Neurotransmitter das Erregungsmuster der betroffenen Zelle.

   Als Transmittersubstanzen dienen nach heutigen Erkenntnissen (Abb. 7):

– Acetylcholin (cholinerge Synapsen),
– Adrenalin und Noradrenalin (adrenerge Synapsen),

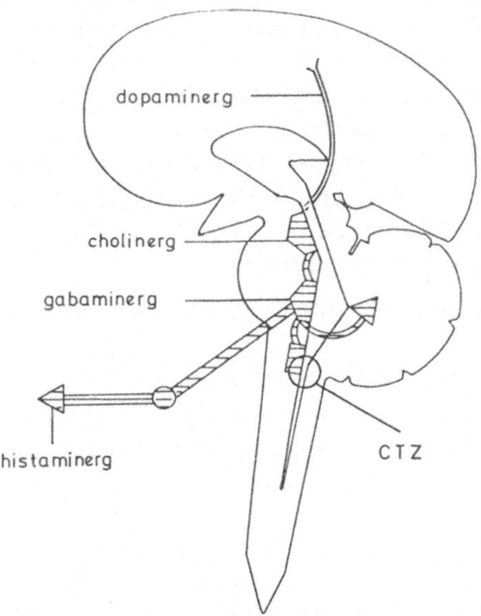

Abb. 7. Schematische Darstellung der für die Gleichgewichtsregulation wichtigen Transmittermechanismen (Längsschnitt des menschlichen Gehirns). *CTZ* chemische Triggerzone

- Dopamin (dopaminerge Synapsen),
- Gamma-Amino-Buttersäure (Hemmung über inhibitorische Interneurone, z.B. Renshaw-Zellen),
- Histamin (histaminerge Synapsen),
- Serotonin (serotoninerge Synapsen),
- Aminosäuren (Glutaminsäure, Glyzin, Asparaginsäure),
- Peptide (wahrscheinlich).

Die Neurotransmitter als eigentliche Schlüssel der Informationssteuerung und Erregung innerhalb des Gehirns können nicht vom Stoffwechsel der jeweiligen Hirnstrukturen separat beobachtet werden, sondern stehen damit in enger Verbindung.

Zusammenfassend läßt sich also zur Therapie von Sinnes- und Hirnfunktionsstörungen feststellen:

Der Ansatzpunkt der Behandlung wird heute überwiegend im

- Bereich der Blut-Hirn-Schranke und in der
- pharmakologischen Beeinflussung der Neurotransmitter gesucht.

Dabei sollte sekundär der Energiestoffwechsel der Hirnzellen ebenso wie die regionale Durchblutung durch die Therapie gebessert werden. Wie bereits mehrfach erwähnt, muß man eine ausreichende globale Blutversorgung des Gehirns gegebenenfalls mit internistischer kardiovaskulärer Therapie sicherstellen.

3 Neurootologische Methoden zur Diagnose und Differentialdiagnose

Neurootologische Überwachung einer Therapie bei Hirnfunktionsstörungen heißt, systematisch Qualitäten und quantitative Ausprägungen objektiv registrierbarer Hirnfunktionssignale auszuwerten und miteinander zu vergleichen. Der Erfolg oder Mißerfolg einer Therapie läßt sich also am besten objektivieren und in seinem Verlauf abschätzen, wenn man zeitabhängig biophysikalische Meßdaten am Kranken beliebig abgreifen und registrieren kann.

Nach Gabe von Arzneimitteln können folglich bei wiederholten Untersuchungen Veränderungen zum Besseren oder Schlechteren verifiziert werden.

Tabelle 1 stellt eine Synopse der uns zur Verfügung stehenden Signale und Meßdaten dar. Dabei verfolgen wir sowohl den Weg über:

- sensomotorische Nystagmus- und Körperbewegungssignale (Äquilibriometrie), als auch über die
- sensorisch evozierten computerausgewerteten Hirnpotentiale.

Die nachfolgend aufgeführten Methoden machen es möglich, in Abhängigkeit von regionaler Indikation und nachweisbarer therapeutischer Wirkung eine kritische Auswahl unter den zur Verfügung stehenden Medikamenten zu treffen.

3.1 Äquilibriometrie

An der Analyse von Schwindel, Gleichgewichtsstörungen und Nauseabeschwerden sind zahlreiche medizinische Disziplinen interessiert. Daher liegt es nahe, eine gemeinsame Terminologie zu benutzen.

Tabelle 1. Neurootologische Überwachung einer Therapie bei Hirnfunktionsstörungen

Methode	Objektiv registriertes Indikator-signal	Signal-Qualität		Signal-Quantität	
		Abnormes Muster	Normfunktion	Hemmung	Enthem-mung
I. *Äquilibriometrie*					
1. Elektronystagmo-graphie der spontanen und ex-perimentellen Augenbewegungs-reaktionen	Nystagmus	+	+	+	+
2. Cranio-Corpo-Graphie der Kopf-Körper-Bewegungs-reaktionen	Kopf- und Schulter-bewegungs-leuchtspuren	+	+	+ [+]	+
II. *Sensorisch evozierte Hirnpotentiale*					
1. Akustisch evo-zierte Potentiale	EEG	+	+	+	[+]
2. Visuell evozierte Potentiale	EEG	+	+	+	[+]

Wir bezeichnen die Methode der messenden Erfassung des menschlichen Gleichgewichtsverhaltens als *Äquilibriometrie*. Damit kann man nach Art eines Rasters den Ursprung von Sinnes- und Hirnfunktionsstörungen differenzieren.

Man unterscheidet:

– retino-okuläre Fehlfunktionen,
– vestibulo-okuläre Fehlfunktionen,
– vestibulo-spinale Fehlfunktionen.

Vestibulo-okuläre Störungen lassen sich in:

– Störungen der vestibulären Peripherie
  (peripherer Rezeptor und N. vestibularis),
– zerebello-pontine Störungen
  (im vestibulären Kerngebiet und seinen Beziehungen zum Altkleinhirn),
– mesenzephale Störungen in der paramedianen pontinen Formation
  (im Zusammenspiel mit den Okulomotoriskernen) und in
– supratentorielle Fehlfunktionen
  (im Gebiet der Basalganglien und des temporo-parietalen Rindenabschnitts)
weiter differenzieren.

Vestibulo-spinale Störungen betreffen den tieferen Hirnstamm etwa im Bereich der Akzessoriuskerne des mittleren Längsbündels. Als Stimulus für die Demonstration der tieferen Hirnstammläsionen eignet sich besonders der Tretversuch nach Unterberger-Fukuda bzw. seine Aufzeichnung mit Hilfe der Cranio-Corpo-Graphie.

Der Stehversuch nach Romberg im Cranio-Corpo-Gramm weist auf eine Stehataxie hin, die besonders häufig bei Veränderungen im vorderen Kleinhirnschenkel in dem roten und schwarzen Kern und in den Basalganglien beobachtet wird.

Somit können wir mittels Aufzeichnungen des Kopf-Schulter-Bewegungsmusters differenzieren zwischen Störungen, die höher im Hirnstamm bzw. supratentoriell und solchen, die tiefer im Hirnstamm liegen. Darüber hinaus ist mit dem Verfahren der Cranio-Corpo-Graphie noch eine Dyskinesie, wie z.B. der Torticollis spasticus, nachweisbar.

3.2 Evozierte Hirnpotentiale

Die modernen rechnergestützten Audiometrieverfahren erlauben uns, akustische Reizantworten auf ihrem Weg durch das Gehirn zu verfolgen. Wir verwenden bevorzugt die Methode der akustisch evozierten Potentiale mit einem Zeitfenster von 10 ms (ABEP = Acoustic Brainstem Evoked Potentials) zur Prüfung der Erregungsmuster der repräsentativen Strukturen des Hirnstamms der hinteren Schädelgrube:

- Cochlearis-Kerne,
- oberes Olivensystem,
- Lemniscus-lateralis-Kerne,
- Colliculus inferior.

Ein Zeitfenster von 500 ms macht es möglich, Erregungsverarbeitung in den Endprojektionen des Hörens im temporalen und temporoparietalen Hirnrindenareal zu überwachen (ALEP = Acoustic Late Evoked Potentials). Die visuell evozierten Hirnpotentiale (VEP = Visually Evoked Potentials) gestatten darüber hinaus eine Beurteilung der Erregungsverarbeitung nach Retinareizung über die Sehnerven bis hin zum visuellen Projektionsgebiet am Okzipitalpol der Hirnrinde. Um Störungen vor von solchen hinter dem Chiasma-Optikum gelegenen zu unterscheiden, verwenden wir die monokuläre quadrantenweise Stimulation visuell evozierter Hirnpotentiale.

Abschließend läßt sich sagen, daß alle genannten Verfahren nichtinvasiv, unblutig und im Grunde genommen für den Patienten wenig belastend sind. Daurch kann man diese Methode auch bei alten Menschen wiederholt anwenden. Je nach Läsionsort läßt sich eine Funktionshemmung oder -enthemmung mit typischen Reaktionsmustern feststellen, welche von den normalen Signalaufzeichnungen deutlich abweichen.

4   Medikamentöse Therapie bei Sinnes- und Hirnfunktionsstörungen

Alte Leute mit Schwindel leiden fast immer auch an einer störenden Presbyataxie; hinzu kommt das subjektive Gefühl der Unsicherheit und des Schwankschwindels.

Für Vertigo, Nausea und Tinnitus gibt es keinen einheitlichen Therapiestandard; alle zur Verfügung stehenden Medikamente helfen jeweils bestimmten Patienten in Abhängigkeit von Sitz und Aktivitätszustand ihrer Störungen.

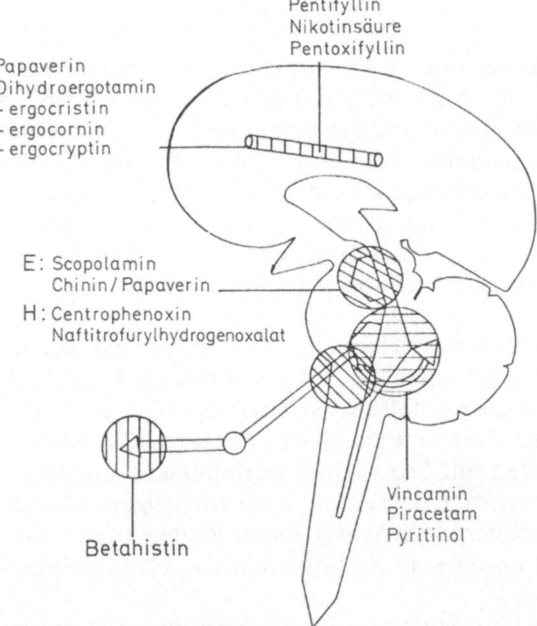

Abb. 8. Schematische Darstellung der Angriffsorte wichtiger Pharmaka für Vertigo und Tinnitus (Längsschnitt des menschlichen Gehirns). *E* Enthemmungszustände, *H* Hemmungszustände

Zur neurootologischen Pharmakotherapie können folgende Medikamentengruppen eingesetzt werden (s. auch Abb. 8):

- Antiemetika,
- Antivertiginosa,
- Medikamente mit Einfluß auf die Durchblutung des ZNS,
- Medikamente mit Einfluß auf Hirn- und Neurotransmitter-Stoffwechsel,
- Tranquillanzien,
- Medikamente zur allgemeinen Herz-Kreislauf-Stoffwechsel-Stabilisierung.

4.1 Antiemetika

Erbrechen ist eine schwerwiegende Komplikation bei Gleichgewichtsfunktionsstörungen, die unbedingt behandelt werden muß. Hier setzen wir mit sehr guten Erfolgen Triflupromazin ein, anfangs gegebenenfalls auch intravenös oder in Form von Suppositorien. Nach Besserung des Zustands wird oral weiterbehandelt.

Bei heftigem Erbrechen, z.B. bei Kinetose, oder bei ähnlichen Störungen der Astronauten im Weltraum, der sog. Weltraumkrankheit, wird von guten Erfahrungen mit einer Scopolamin-Behandlung berichtet; wir verwenden aber nach Vorbehandlung mit Triflupromazin häufig Dimenhydrinat, Meclozin bzw. Chlorbenzhydrilmethylpiperazin. Bei Hirnstammschwindel mit gelegentlichem Erbrechen, insbesondere bei alten Menschen, hat sich eine Kombination aus Cocculus und Conium bewährt.

4.2 Antivertiginosa

Bei Vestibularisstörungen sind Nausea und Vertigo nie ganz sicher auseinander-zuhalten. Historisch haben sich die Antivertiginosa aus den antiemetischen Medikamenten entwickelt, weshalb vestibulärer Schwindel auch mit den meisten der o.g. Mittel gegen Erbrechen behandelt werden kann. Die Bedeutung der Anti-vertiginosa ist durch den modernen Reiseverkehr deutlich gestiegen, generell sollte man bei Vertigopatienten ohne Nauseakomplex darauf achten, daß die Behandlung einen Wachheits- und Aktivitätszustand beläßt, der alltägliche Ver-richtungen noch ermöglicht. Daher scheiden Substanzen vom Triflupromazintyp als Therapie in der Regel aus.

Wichtige Antivertiginosa sind für uns Meclozin und Dimenhydrinat. Letzte-res kann in bestimmten Darreichungsformen mit Nikotinsäure und Vitamin B_6 kombiniert sein, wodurch sich zusätzliche Stoffwechselangriffspunkte, insbeson-dere an den Transmittern, ergeben. Der zentrale Nystagmusgenerator läßt sich nach anglo-amerikanischen Autoren mit Scopolamin beeinflussen, einer Sub-stanz mit Angriffspunkt an cholinergen Synapsen mit muskarinartigem Charak-ter. Wir hingegen dämpfen die cholinergen Synapsen dieser Region an der niko-tinartigen Rezeptorcharakteristik durch eine Kombination aus Chinin-Hydro-chlorid und Papaverin.

Wie bereits erwähnt hilft auch eine Zubereitung aus Cocculus und Conium bei Schwankschwindel und Unsicherheit älterer Menschen. Durch Angriffspunkt an der zentralen Hörbahn läßt sich hiermit auch Tinnitus in gewissem Umfang abbauen.

4.3 Medikamente mit Einfluß auf die Durchblutung des zentralen Nervensystems

Vestibuläre Innenohrstörungen mit Schwindel oder kombinierten Innenohrstö-rungen mit Schwindel sowie Innenohrrezeptorhemmungszustände lassen sich mit Betahistindimesilat angehen, das die Innenohrdurchblutung an der Stria vas-cularis über histaminerge Rezeptoren beeinflussen soll. Gegenüber den früher bei solchen Zuständen angewandten Histamin-Tropfinfusionen hat Betahistin den Vorteil, daß seine vasodilatatorischen und permeabilitätssteigernden Eigen-schaften ausgeprägter als die bronchokonstriktorischen und sekretionssteigern-den Effekte sind.

Papaverin, ein Opiumalkaloid ohne morphinähnliche Wirkung, erweitert die Hirngefäße und steigert somit die Durchblutung. Weniger ausgeprägt ist seine Wirkung an den Koronargefäßen über Betarezeptoren. Unter den Mutterkornal-kaloiden wird für die Durchblutungsförderung des ZNS vorwiegend die Gruppe der Ergotoxine (Ergocristin, Ergocryptin, Ergocornin) eingesetzt. Insbesondere ihre dihydrierten Abkömmlinge wirken durch Alpha-Rezeptorenblockade sym-pathikolytisch. Neben dieser gefäßerweiternden Wirkung ist durch direkten Angriff an der glatten Gefäßmuskelzelle auch eine Gefäßkontraktion möglich, die aber bei den dihydrierten Substanzen weniger stark ausgeprägt ist. Welche von beiden Wirkungen zum Tragen kommt, hängt sehr von den örtlichen Gegeben-heiten ab; darüber hinaus wird die Durchblutung noch durch einen direkten hem-menden Angriff an den Karotis-, Baro- und Chemorezeptoren beeinflußt. Ergotamin und seine Abkömmlinge können zur akuten Ergotaminvergiftung, dem Ergotismus, mit Vasokonstriktion, starken Diarrhöen, Kopfschmerzen, Nausea, Vertigo, Konfusion und Hemiplegie führen.

Medikamentenkombinationen aus der Ergotoxingruppe verwenden wir bei Patienten mit nachgewiesenen sensomotorischen oder den mit evozierten Potentialen diagnostizierten Hirnfunktionsstörungen häufig dann, wenn gleichzeitig Hinweise auf zerebrale Durchblutungsstörungen bestehen.

Bei stärker erregten Schwindelpatienten läßt sich eine leichte Dämpfung durch die Kombination der Substanzen aus der Ergotoxingruppe mit Belladonna-Alkaloiden bzw. Barbitursäurederivaten erreichen.

Veränderungen der Fließeigenschaften des Blutes und damit eine Beeinflussung der Hirndurchblutung werden durch verschiedene Medikamente aus dem Formenkreis der Methylxanthine bewirkt. Hierher gehören Pentoxifyllin und Pentifyllin, letzteres auch in Kombinationen mit Nikotinsäure und Vitaminen A und E. Es gibt Hinweise, daß diese Substanzgruppe die Blut-Hirn-Schranke und damit den Hirnstoffwechsel günstig beeinflussen. Bei bestimmten Fällen mit Pica-Syndrom, Schwindel und Ohrensausen lassen sich mit einer solchen Therapie gute Ergebnisse erzielen.

Auch Theophyllin gehört zur Gruppe der Methylxanthine, ebenso wie Koffein und Theobromin. Nur Koffein und Theophyllin sind zentral wirksam. Die Methylxanthine können den Abbau des Neurotransmitters Dopamin blockieren, Theophyllin wirkt aber auch lipolytisch und wird zur Asthmabehandlung eingesetzt. Wir verwenden Theophyllin mit Papaverin und Phenobarbital kombiniert.

Ein Extrakt aus dem ostasiatischen Fächerblattbaum Ginkgo biloba hat ebenfalls einen günstigen Einfluß auf die Hirndurchblutung. Inhaltsstoffe dieses Extrakts sind u.a. sogenannte Heteroside, z.T. mit Coumarinsäure verestert, Terpenoide wie Bilobalid und die Ginkgolide A, B und C. Mit der Xenon-Clearance-Technik lassen sich hiermit Verbesserungen der regionalen Blutversorgung nachweisen [4].

Auf spezielle klinische Erfahrungen mit dem Ginkgo-Extrakt[1] wird am Ende dieses Kapitels eingegangen; ausführlich dargestellt findet sich diese Studie in einem anderen Beitrag dieses Buches (s. „Randomisierte Doppelblindstudie zur Wirkung von Extractum Ginkgo biloba bei Schwindel und Gangunsicherheit des älteren Menschen", S. 103).

4.4 Medikamente mit Einfluß auf den Hirnstoffwechsel und den Neurotransmitter-Metabolismus

Acetylcholin, Noradrenalin, Dopamin und Gamma-Aminobuttersäure (GABA) sind ganz bestimmten Funktionskreisen des Gehirns zugeordnet, wo sie sich angereichert nachweisen lassen. In geringen Konzentrationen kann man diese Neurotransmitter aber auch an anderen Orten des Gehirns finden.

Die paramediane pontine Formatio reticularis und ihr Zusammenspiel mit den Okulomotoriuskernen wird cholinerg gesteuert. Zur Stimulation dieses Systems eignet sich Meclofenoxat dann, wenn sich aus den Untersuchungen eine

---

1 In der BRD als rökan² im Handel, Hersteller: Intersan GmbH Ettlingen

Hemmung der mesenzephalen Generatorstrukturen diagnostizieren läßt. In leichteren Fällen genügt auch Naftidrofurylhydrogenoxalat.

Die hemmende Überwachung der Vestibulariskerne vom Kleinhirn aus wird über einen GABA-Transmittermechanismus gesteuert. Für die GABA-Synthese spielen Vitamin B_6 und seine Derivate als Cofaktoren eine Rolle. Vitamin B_6 und Vitamin-B_6-ähnliche Substanzen wie Vincamin, Piracetam bzw. Pyritinol lassen sich deshalb mit Erfolg bei Schwindelzuständen mit Enthemmung im Bereich des zentralen pontinen Nystagmus- und Kopf-Körper-Bewegungs-Regulationszentrums therapeutisch nutzen. Gangunsicherheit und Enthemmungsreaktionen vom pontinen Typ bessern sich.

Das vorwiegend dopaminerg gesteuerte rubro-nigro-striatale System hemmt den mesenzephalen Nystagmusgenerator, Weckamine, wie z.B. Amphetamin, steigern die Produktion und hemmen den Abbau von Dopamin. Auch Methylxanthine greifen hemmend in dessen Abbau ein. Beide Substanzklassen führen damit zu einer Anhebung des Dopaminspiegels und zu einer Steigerung des Tonus der übergeordneten Hemmschleifen für den Nystagmusgenerator in der zentralen Formatio reticularis. Wir vermuten, daß die Erklärung für einen Teil des Wirkmechanismus von Theophyllin, Pentifyllin und Pentoxifyllin auf den Altersschwindel hier zu suchen ist.

Der axonale Transport von Transmittersubstanzen zu den Vesikeln und der Vorrat der Vesikel selbst kann durch Rauwolfia-Alkaloide gebremst bzw. gesenkt werden. Reserpin und Raubasin aktivieren in bestimmten Fällen von Vertigo und Tinnitus die mesenzephale retikuläre Formatio, gleichzeitig wird die ventrolaterale und mediale Thalamusfunktion geschwächt. Bei dieser Form der Sedierung tritt zwar eine Schlafneigung auf, es kommt aber zu keinen Koordinations- und Gleichgewichtsstörungen, wie sie unter Barbituraten und Alkohol in höheren Dosen beobachtet werden können. Zusätzlich sinkt der Blutdruck.

Die Wirkung der Rauwolfia-Alkaloide ist kompliziert und vielschichtig, da es sowohl an den Serotonin- als auch an den Noradrenalin-und Dopaminrezeptoren zu einer Transmitterverarmung kommt. Zusätzlich wirkt Raubasin antiemetisch, im Gegensatz dazu hemmt Reserpin die Kreislaufregulation. Raubasin scheint uns zur Behandlung von Fällen mit zentralem Tinnitus geeignet.

4.5 Tranquillanzien

Mit Tranquillanzien läßt sich die Erwartungsangst bei Patienten, die früher Schwindelanfälle hatten, abbauen. Auch von erlebten Ohrgeräuschen kann der Kranke sich damit befreien.

Die gebräuchlichen Anxiolytika gehören zur Gruppe der Benzodiazepine. Bei niedriger Dosierung soll sich ihre Wirkung vornehmlich in der Formatio reticularis und im limbischen System entfalten. Patienten können sich unter dieser Behandlung von äußeren und inneren Erlebnissen distanzieren. Wahrscheinlich besteht ein Zusammenhang mit dem GABA-Transmittermechanismus, der eine modulierende Funktion auf interneuronale Impulsübertragungen besitzt.

Wenn ein schneller Wirkungseintritt erwünscht ist, geben wir Diazepam. Chlorazepat entfaltet seine eigentliche anxiolytische Wirkung erst nach einer allerdings schnellen Umwandlung in wirksame Metaboliten.

Diazepame verwenden wir bei Patienten mit agitierter Muskelspannung, um deren Tonus herabzusetzen. Tetrazepam wirkt in bestimmten Fällen noch stärker muskelrelaxierend.

Diazepine erreichen bei schweren psychischen Belastungen, z.B. Schwindel und Ohrensausen, eine psychovegetative Entkoppelung. Carbamazepin eignet sich bei einzelnen Fällen von Tinnituspatienten, allerdings sollten hier wie bei Behandlung mit den o.g. Diazepinen die Leberfunktionen überwacht werden.

Für die Indikationsstellung spielen diesbezüglich heute die cortikal evozierten, akustischen Potentiale (ALEP) eine Rolle.

4.6 Medikamente zur allgemeinen Herz-Kreislauf- und Stoffwechselstabilisierung

Wegen der Abhängigkeit des Gehirns und der am Kopf befindlichen Sinnesorgane von allgemeinen Kreislauf- und Stoffwechselvorgängen wird auf das in der Einleitung Gesagte verwiesen.

4.7 Beispiele zur Therapie des Altersschwindels und der Presbyataxie

Als Beispiel zu unseren laufenden Untersuchungen über die Wirkung von Medikamenten auf Schwindelzustände mit oder ohne Nausea und auf Hörstörungen mit oder ohne Ohrensausen sollen hier

– eine Doppelblindstudie zur Wirkung von Extr. Ginkgo biloba gegen Placebo,
– typische Fälle unter Behandlung mit Extr. Ginkgo biloba

vorgestellt werden.

In einer randomisierten Doppelblindvergleichsstudie (Extr. Ginkgo biloba gegen Placebo) erhielten 14 ältere Patienten mit starker Schwindelsymptomatik 2-mal 6 Wochen lang 3mal 1 Drg. tgl. (120 mg/Tag) Extr. Ginkgo biloba [1]. 19 Patienten mit der gleichen Symptomatik wurden ebensolange mit wirkungslosen, äußerlich identischen Dragees behandelt. Beide Kollektive waren vom Alter her vergleichbar:

Ginkgo: Männer: 59,4 ± 5,1; Frauen: 53,8 ± 3,0
Placebo: Männer: 58,8 ± 5,2; Frauen: 52,4 ± 2,7.

Vor Behandlungsbeginn, nach 6 und nach 12 Wochen Therapie führten wir eine Cranio-Corpo-Graphie mit Tret- und Stehversuch und eine Patientenbefragung zur Entwicklung der subjektiven Schwindelsymptomatik durch.

In der Cranio-Corpo-Graphie fand sich bei diesen Patienten neben Schwindelbeschwerden als wichtigstes Zeichen der Altersgangunsicherheit eine breite Lateralschwankung.

Unter Therapie mit Ginkgo biloba zeigt sich eine deutliche Abnahme dieses Parameters. Nach 6 und ganz deutlich nach 12 Wochen Behandlung erreichen die Mittelwerte dieses Kollektivs den Normalbereich von Gesunden. Unter Placebogabe ist nur eine geringe Abnahme der Schwankungsbreite in den ersten 6 Wochen nachweisbar; danach verändert sich der Zustand nicht mehr. Sowohl im

---

1 In der BRD als rökan® im Handel, Hersteller: Intersan GmbH Ettlingen

Tabelle 2. Cranio-Corpo-Graphie: Lateralschwankungen im Tretversuch

	Befund vorher (cm)	Befund nach 6 Wochen Behandlung (cm)	Befund nach 12 Wochen Behandlung (cm)
Extr. Ginkgo (n = 14)	$19,4 \pm 4,9$	$12,6 \pm 3,7$[a]	$10,3 \pm 4,1$[a]
Placebo (n = 19)	$18,5 \pm 3,3$	$16,1 \pm 4,5$	$15,8 \pm 5,7$

[a] Statistisch signifikant zugunsten von Extr. Ginkgo

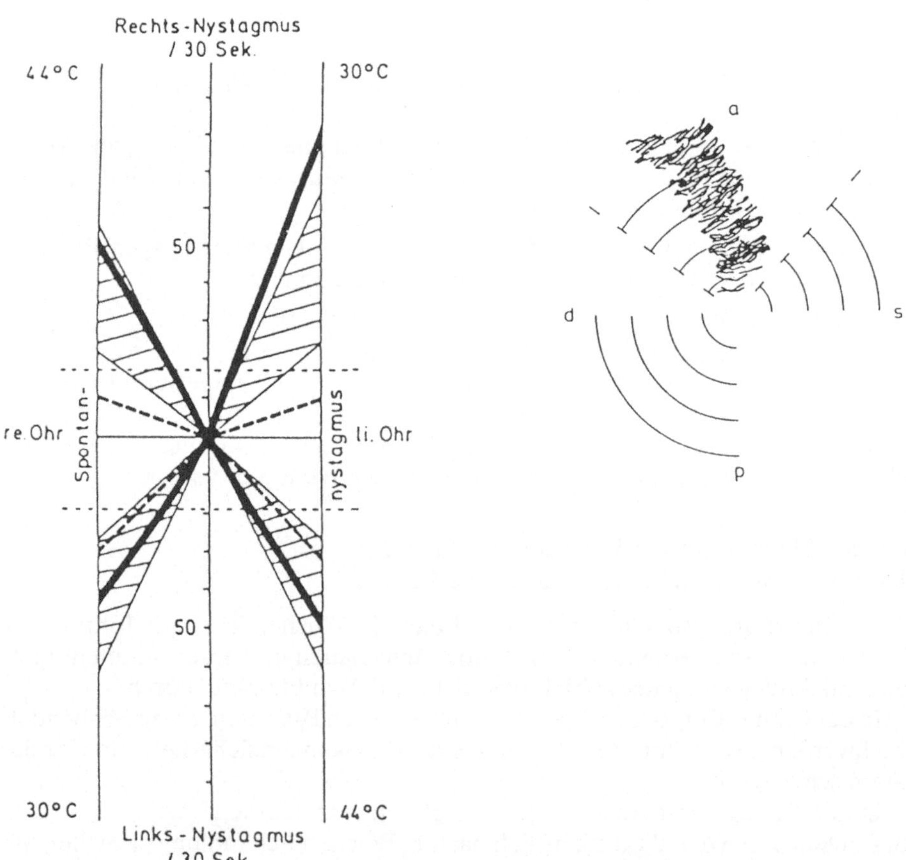

Abb. 9. Vertigo, Nausea, Tinnitus bds. und Hörverminderung bds. bei CT-sichtbaren Erweichungsherden im frontalen Marklager rechst sowie links frontal neben dem Vorderhorn des Seitenventrikels. (L. Sch., ♀, 72 J.); *vor* rökan-Therapie, 29.10.82. *Links* Schmetterlingskalorigramm, *rechts* Cranio-Corpo-Gramm

6- als auch im 12-Wochen-Wert unterscheiden sich Placebo- und Verumgruppe statistisch signifikant zugunsten von Extr. Ginkgo biloba. (Tabelle 2)

Alle übrigen Parameter lassen keinen statistisch interpretierbaren Therapieeinfluß erkennen.

Subjektive Angaben der Patienten zu den Anzeichen von Schwindel und Krankheitsfolgesymptomen stimmen mit den oben zitierten objektiven Ergebnissen überein.

Ausführlich wird die Studie an einer anderen Stelle dieses Buches dargestellt (s. „Randomisierte Doppelblindstudie zur Wirkung von Extractum Ginkgo biloba bei Schwindel und Gangunsicherheit des älteren Menschen", S. 103).

Als typisches Fallbeispiel kann die Krankengeschichte einer 72jährigen Ordensschwester mit Vertigo, Nausea, Hörverminderung und Tinnitus beiderseits gelten. Nach einem leichten Insult bestand ein starker Leistungsabfall. Die

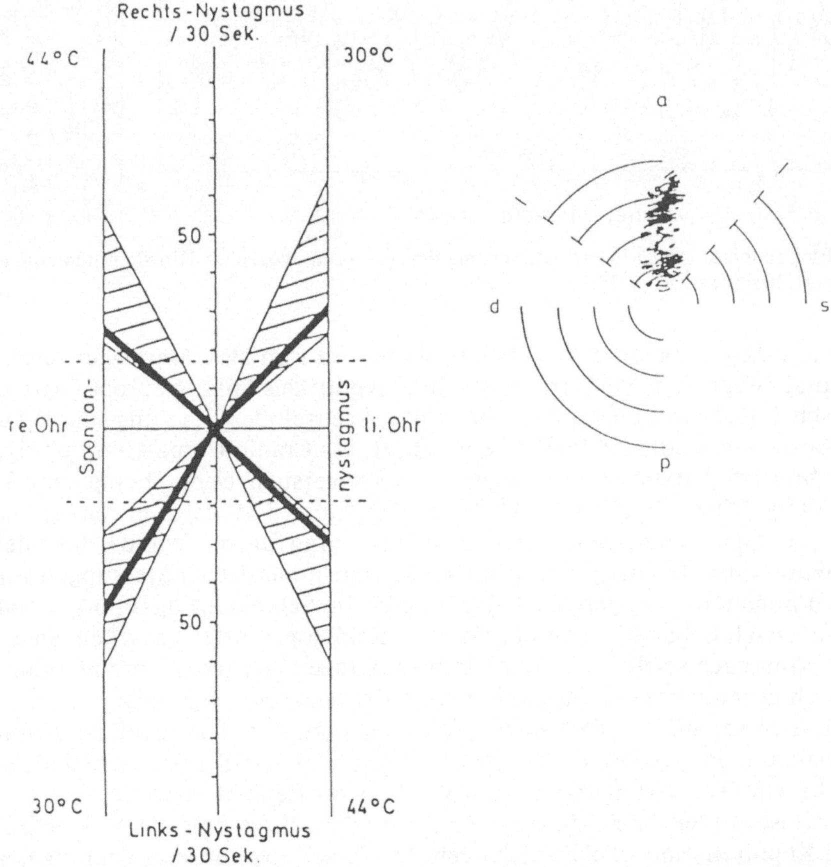

Abb. 10. Vertigo, Nausea, Tinnitus bds. und Hörverminderung bds. bei CT-sichtbaren Erweichungsherden im frontalen Marklager rechts sowie links frontal neben dem Vorderhorn des Seitenventrikels. (L. Sch., ♀, 72 J.); *nach* rökan-Therapie, 2.3.83. *Links* Schmetterlingskalorigramm, *rechts* Cranio-Corpo-Gramm

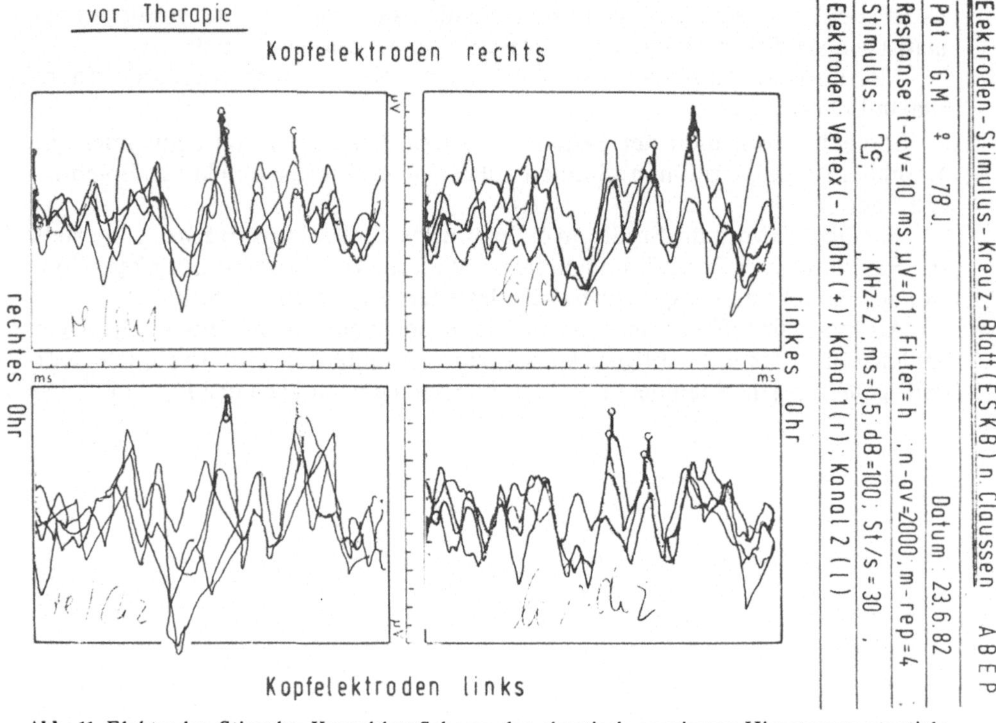

Abb. 11. Elektroden-Stimulus-Kreuzblatt-Schema der akustisch evozierten Hirnstammpotentiale (ABEP) vor Therapie (G.M. ♀ 78 J.)

Computertomographie zeigt Erweichungsherde im frontalen Marklager rechts und frontal neben dem Vorderhorn des Seitenventrikels links. Neurootologisch findet sich initial ein Spontannystagmus mit wechselnder Richtung, die kalorische Kaltreaktion links ist deutlich enthemmt, das Cranio-Corpo-Gramm zeigt stark verbreiterte Lateralschwankungen beim Tretversuch. Nach Therapie mit 3-mal tgl. 1 Drg. Ginkgo biloba Extrakt (120 mg/Tag) über 3 Monate hinweg berichtet die Patientin über eine subjektive Befundbesserung für Ataxie und Schwindel und Bewußtseinsaufhellungen. Ergebnisse äquilibriometrischer Messungen vor und nach Behandlung zeigen die Abb. 9 und 10. Im Schmetterlingskalorigramm finden sich nach Behandlung allseits normale Reaktionsmuster, es ist kein Spontannystagmus nachweisbar. Die Lateralschwankungen im Cranio-Corpo-Gramm haben sich gegenüber dem Ausgangsbefund deutlich zurückgebildet.

Zusätzlich sei auf den Fall einer 78jährigen Frau mit Herzinsuffizienz und Gangdysmetrie hingewiesen, die wegen minutenlangen Schwankschwindels, Liftgefühl, Übelkeit und Würgen seit 8 Wochen zur Behandlung kam.

Ausgelöst wurden die Beschwerden insbesondere durch Bahn- bzw. Autofahren und Kopfdreh- und Blickbewegungen. Die Ergebnisse unserer Prüfung der evozierten Hirnpotentiale (ABEP) zeigt Abb. 11.

Nach 8 Monaten kontinuierlicher Therapie mit Ginkgo biloba (120 mg/Tag) wurde die Patientin, die sich subjektiv wesentlich besser fühlte, wieder untersucht. Schwindel trat nur noch gelegentlich sekundenlang auf; ein Transport im

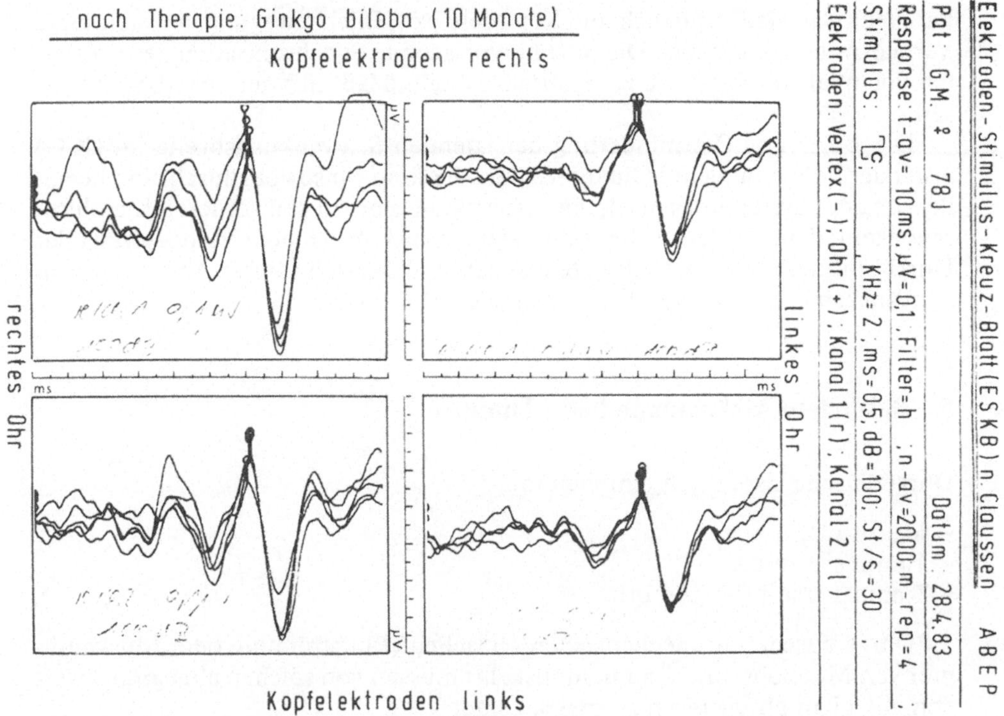

Abb. 12. Elektroden-Stimulus-Kreuzblatt-Schema der akustisch evozierten Hirnstammpotentiale (ABEP) nach Therapie mit Ginkgo biloba (G.M. ♀ 78 J.)

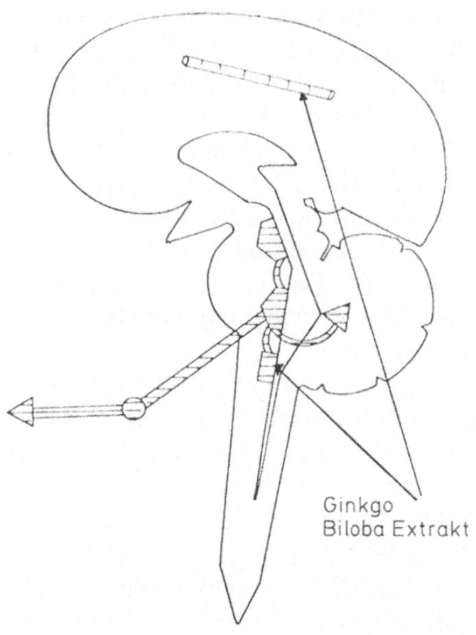

Abb. 13. Schematische Darstellung der Angriffsorte von Ginkgo-biloba-Heterosiden aufgrund unserer Untersuchungsergebnisse (Längsschnitt des menschlichen Gehirns)

Fahrzeug war wieder möglich und Kopfdreh- bzw. Blickbewegungen lösten keine
Vertigo-Anfälle mehr aus. Die jetzt hervorragende Synchronisation der evozierten Potentiale im Vergleich zum Ausgangsbefund läßt sich aus der Abb. 12 ablesen.

Die Besserung (Verminderung der lateralen Schwankungsbreite im CCG)
unter der Behandlung mit Ginkgo-Extrakt erklären wir sowohl durch eine Beeinflussung des Systems des mittleren Längsbündels bis zu den vorderen Kleinhirnschenkeln, dem Nucleus ruber und niger als auch durch eine Verbesserung der
Durchblutung im Bereich der Hemisphären, dargestellt durch Änderungen in
den Kurven der evozierten Hirnpotentiale (Abb. 13).

5 Besondere Maßnahmen beim Tinnitus

Ohrgeräusche lassen sich einteilen in:

- sog. Bruits,
- Tinnitus aurium,
- Tinnitus cranii sive cerebri.

Ohrgeräusche mit mechanischen Ursachen (Blutströmung oder Muskeltre-
mor von Mittelohr- und Gaumenmuskeln) müssen von solchen abgegrenzt werden, die nicht physikalisch zu messen sind.

Tinnitus aurium, hervorgerufen durch Degenerationen im Cochleabereich,
ist einer physikalischen Maskierungstherapie besonders gut zugänglich, z.B.
Lärmtraumen mit c-5-Stärke als Ausdruck einer cochleo-basalen Innenohrdegenera-
tion. Hier sind Betahistindimesilat, Nikotinsäure, Papaverin und möglicherweise
auch einige Calziumantagonisten indiziert. Schwieriger gestaltet sich die Analyse der
diffus im Kopf verteilten oder aber nicht sicher tonal zu lokalisierenden Ohrgeräusche, die wir als sog. Tinnitus cranii sive cerebri verstehen. Hier werden Informationen innerhalb der Hörbahn produziert, die für den betroffenen Menschen keinen Bedeutungsinhalt haben, die ihn aber als Geräusch quälen. Wir versuchen mit
Hilfe der akustisch evozierten Hirnstamm- und Hirnrindenpotentiale innerhalb der
Hörbahn eventuelle Defekte aufzufinden und entsprechend der Lokalisation eine
gezielte neuropharmakologische Therapie einzuleiten. Das reicht von Vincamin,
Piracetam, Pyritinol über Centrophenoxin, Naphtidrofurylhydrogenoxalat bis zu
Rauwolfia-Alkaloiden, Diazepinen und Phenothiazinen.

Neben dieser Pharmakotherapie ist es wichtig, solchen Patienten mit quälen-
dem Tinnitus auch mit physikalischen und psychophysischen Maßnahmen bei-
zustehen. Bekanntermaßen kann ausgeprägter Tinnitus sogar Suizidversuche
provozieren. Man sollte dem Patienten auf jeden Fall versichern, daß nach länge-
rer Zeit Tinnitusbeschwerden sich nicht weiter verstärken oder nachlassen.

In schallarmen Räumen können auch Normalpersonen u.U. schon einen physiologischen Tinnitus wahrnehmen. Um so wichtiger ist es für Patienten mit Ohrgeräuschen, daß sie sich nicht in besonders ruhigen, sondern in Räumen mit stän-
digen Grundgeräuschen (Radio, Fernsehen) aufhalten. Nachts empfiehlt es sich,
die Fenster offen zu lassen. Bestimmte Hörgeräte für ältere Menschen lassen sich

so einstellen, daß sie ein gewisses Grundrauschen zur Überdeckung von Ohrgeräuschen mit übermitteln.

Bei Tinnitus mit gleichzeitiger Hörverzerrung vom Typ der Hyperakusis ist die eben beschriebene Vertäubungstherapie nur moderat oder überhaupt nicht einzusetzen. Durch autogenes Training oder psychosomatische Behandlung kann man, insbesondere bei Patienten mit Tinnitus cerebri, die subjektive Einstellung zu den Ohrgeräuschen verändern. So vorbehandelte Patienten nehmen dann Medikamentenverordnungen besser an und bemerken den Behandlungserfolg frühzeitiger. Man kann diesen Eindruck dadurch unterstützen, daß man dem Patienten die nacheinander angefertigten Tonschwellen-Audiogramme, die den Tinnitus nach Höhe und Intensität erfassen, zum Beweis der Rückbildung zeigt und erklärt. In besonders kritischen Phasen der Belastung durch Ohrgeräusche muß man gezielt zu Tranquilizern greifen. Wenn die dem Ohrgeräusch zugrundeliegenden Störungen lokalisiert werden können, richtet sich die Behandlung nach den unter Abschn. 4 beschriebenen Prinzipien einer medikamentösen Therapie bei Sinnes- und Hirnfunktionsstörungen.

Heute steht die gezielte Pharmakotherapie von Tinnitus erst am Anfang ihrer systematischen Entwicklung.

6 Rehabilitationsmaßnahmen bei Vertigo

Die pharmakotherapeutischen Maßnahmen können insbesondere bei peripheren vestibulären Schwindelzuständen durch Übungsprogramme wirkungsvoll unterstützt werden.

Das vestibuläre System verfügt über Möglichkeiten der Habituation, d.h. des Lernens aus vorangegangenen Bewegungsmustern, der Suppression, d.h. der Unterdrückung unerwünschter Nebenreaktionen und der Restitution, d.h. der Erholung nach Ausfall einzelner Systemanteile. Zur Unterstützung dieser biologischen Kompensations- und Erholungsmechanismen gibt es zahlreiche Übungen, die auch von älteren Menschen durchgeführt werden können.

Ein solches Übungsschema ist von Cawthorne u. Cooksey [3] inauguriert worden. Es nimmt besonders auf die Bedürfnisse älterer Menschen Rücksicht und sieht Gleichgewichtsübungen sowohl bei bettlägerigen als auch bei sitzenden, stehenden und bewegungsunfähigen Patienten vor. Damit erfaßt es ein breites Spektrum von Menschen, die unter akuten Gleichgewichtsstörungen leiden. Das Trainingsschema von Cawthorne und Cooksey haben wir um einige Übungen erweitert. Tabelle 3 gibt einen Überblick über die Möglichkeiten.

Besonders in der Anfangsphase sollte man die Erwartungsangst der Patienten mit Antivertiginosa vom Typ des Dimenhydrinats oder mit Anxiolytika vom Benzodiazepintyp dämpfen. Später kann die Dosis reduziert werden. Danach muß der Patient soviel Selbstvertrauen entwickelt haben, daß er das Training auch ohne medikamentöse Dämpfung durchführen kann.

Die Rehabilitation der Patienten mit solchen Maßnahmen erscheint uns außerordentlich wichtig, weil das System für die Gleichgewichtsfunktion zur

Tabelle 3. Trainingsschema zur Rehabilitation bei Vertigopatienten. (Nach Cawthorne u. Cooksey, modifiziert nach Claussen [2])

A. Übungsbehandlung bei bettlägerigen Patienten:
1. Augenbewegungen – anfangs langsam, später schneller.
   a) Aufwärts und abwärts.
   b) Von links nach rechts und rechts nach links.
   c) Mit Fixierung auf einen Finger, der in 30 cm Entfernung vor dem Gesicht bis auf 1 m fortgezogen und wieder an das Gesicht herangeführt wird.
2. Kopfbewegungen – zuerst langsam, dann schneller; zuerst mit geöffneten Augen, später mit geschlossenen Augen.
   a) Zuerst vorwärts neigen und dann zurücklehnen.
   b) Kopfdrehung von einer Seite zur anderen.

B. Sitzend in einer Gruppe:
1. Augenbewegungen – wie oben.
2. Kopfbewegungen – wie oben.
3. Schulterschütteln und Schulterdrehbewegungen.
4. Vorwärtsbeugen und Aufheben von kleinen Objekten vom Fußboden.
5. Aufheben von kleinen Objekten von unten und Absetzen hinter dem Rücken in Schulterhöhe.

C. Stehend in einer Gruppe:
1. Augenbewegungen – wie unter A.
2. Kopfbewegungen – wie unter A.
3. Schulterbewegungen – wie unter B.
4. Wechsel von sitzender zu stehender Position mit geöffneten und geschlossenen Augen.
5. Ballspiele mit einem kleinen Ball, indem der Ball von einer Hand in die andere geworfen wird und dabei möglichst über die Höhe der Augen hinweggeworfen und wieder aufgefangen wird.
6. Ballspiele, wobei der Ball von einer Hand zur anderen unter dem Knie hindurchgeworfen wird.
7. Wechsel von sitzender zu stehender Position und zwischendurch Herumdrehen im Kreise.

D. Herumgehen in der Gruppe:
1. Um eine Person im Zentrum der Gruppe herumgehen, die den Patienten einen großen Wasserball zuwirft. Dieser Ball wird wieder zum Gruppenleiter im Zentrum der Gruppe zurückgeworfen.
2. Durch den Raum hin- und hergehen, zunächst mit geöffneten und später mit geschlossenen Augen.
3. Eine Rampe hinauf- und hinuntergehen; zunächst mit geöffneten und dann mit geschlossenen Augen.

E. Wettkampfspiele
1. Spiele mit großem Einzelball, die besondere Anforderungen an Bücken, Aufrichten und Werfen stellen, wie z.B. Bowling, Kegeln oder Basketball.
2. Schnelle Wettkampfspiele mit vielen Kopf- und Blickbewegungen, wie z.B. Tischtennisspiele.

Erhaltung einer minimalen Aktivitätslage auf fortlaufende Stimulation angewiesen ist. Hier gilt: „Wer rastet, der rostet".

Bei Tinnitus, Vertigo und Nausea sollte also immer ein abgestuftes Zusammenspiel von Pharmakotherapie und physikalischem Training als Behandlungsgrundlage dienen.

Literatur

1. Betz E (1981) Pathologische Physiologie der Gehirndurchblutung. In: Cerebrale Mangeldurchblutung, Bad Herrenalber angiologisches Gespräch 1980. Therapiewoche 31:4528–4555
2. Claussen CF (1976) Die neurootologische Differentialdiagnose als Basis einer Differentialtherapie des Schwindels. Verh. GNA 5:59–80
3. Dix MR (1982) „Cawthorne-Cooksey-Exercises", Episodic vertigo. In: Conn HF (ed) Current therapy; latest approved methods of treatment for practising physician. Saunders, Philadelphia, pp 740–745
4. Heiss WD, Zeiler K (1978) Medikamentöse Beeinflussung der Hirndurchblutung. Pharmakotherapie 1:137–144
5. Hoyer S, Weidner G, Bräuer H (1982) Exemplar functiones cerebri, Bd. 1: Zur Physiologie und Pathophysiologie von Hirnfunktionen. Albert-Roussel-Pharma-GmbH, Wiesbaden
6. Kuschinsky G, Löhlmann H, Peters T (1981) Kurzes Lehrbuch der Pharmakologie und Toxikologie, 9. Aufl. Thieme, Stuttgart New York

Randomisierte Doppelblindstudie zur Wirkung von Extractum Gingko biloba bei Schwindel und Gangunsicherheit des älteren Menschen

C.-F. Claussen und M.V. Kirtane

Zusammenfassung

An 33 älteren Patienten mit bestehender Vertigo- und Ataxie-Symptomatik (17 Männer, 51–71 Jahre, $\bar{x}$ = 59,1 ± 5,0 Jahre, 16 Frauen, 50–59 Jahre, $\bar{x}$ = 52,9 ± 2,8 Jahre) wurde in einer Doppelblindstudie der Therapieerfolg von Extractum Gingko biloba gegen Placebo mittels Cranio-Korpo-Graphie (CCG) und Patientenbefragung beurteilt.

Die CCG-Untersuchungen fanden vor Therapiebeginn, nach 6- bzw. 12wöchiger Behandlung (120 mg/Tag Extractum Ginkgo bzw. 3 x 1 Dragee Placebo) statt.

Das CCG zeigte im Tretversuch nach Unterberger eine statistisch signifikante Abnahme der Lateralschwankungsbreite unter Ginkgo-biloba-Therapie.

Die Ergebnisse der Befragung hinsichtlich des Verlaufs subjektiver Schwindelsymptome ergaben einen Rückgang von 20% in der Placebo- und 50% in der Ginkgo-biloba-Gruppe.

Nebenwirkungen traten während der gesamten Therapiedauer nicht auf.

Die vorliegenden Ergebnisse lassen den Schluß zu, daß Extractum Ginkgo biloba einen nachweisbar positiven Einfluß auf Schwindel und Gangunsicherheit erkennen läßt.

Summary

The therapeutic effect of Ginkgo biloba was evaluated in a double-blind trial versus placebo by means of cranio-corpography (CCG) and direct questioning of 33 elderly patients (17 males, aged 51−71 years, mean age 59.1 ± 5.0 years; 16 females, aged 50−59 years, mean age 59.2 ± 2.8 years) with existing symptoms of vertigo and ataxia.

CGG was carried out before beginning of the treatment, and after 6 weeks and 12 weeks of treatment with 120 mg/day of Ginkgo extract or 3 dragees of placebo per day.

With the Ginkgo biloba treatment, the CCG showed a statistically significant decrease in the lateral sway amplitude in the "stepping on the spot" test (by Unterberger).

On direct questioning, 20% of the patients in the placebo group and 50% of the patients in the Ginkgo Biloba group reported on a subjective decrease of their vertigo symptoms.

No side effects were observed during the whole course of treatment.

These results indicate that Ginkgo Biloba extract has a demonstrable positive influence on vertigo and gait instability.

Résumé

Une étude en double-aveugle a été menée auprès de 33 patients d'âge moyen (17 H, 51-71 ans, $\bar{x}$ = 59, 1 ± 5,0 ans; 16 F, 50-59 ans, $\bar{x}$ = 52,9 ± 2,8 ans), affectés de symptomatologie vertigeneuse et ataxique, afin d'apprécier l'efficacité thérapeutique d'un extrait de Ginkgo Biloba par comparaison avec un placebo, à l'aide de la cranio-corpo-graphie (CCG) et de l'enquête des patients.

Les études en CCG prirent place avant le début de la thérapie et après 6 et 12 semaines de traitement (120 mg/jour d'extrait de Ginkgo ou 3 x 1 dragée de placebo).

La CCG dans l'étude de la marche selon Unterberger montra une diminution statistiquement significative de l'amplitude des oscillations latérales sous thérapie par le Ginkgo Biloba.

Les résultats de l'enquête des patients concernant le cours du syndrome vertigineux subjectif montrèrent une régression de 20 % dans le groupe Placebo et de 50 % dans le groupe Ginkgo Biloba.

Il ne fut pas observé d'effets secondaires pendant l'ensemble de la phase thérapeutique.

Les résultats obtenus permettent de conclure que l'extrait de Ginkgo Biloba exerce une influence positive démonstrable sur le vertige et l'incertitude de la marche.

Resumen

En 33 pacientes mayores aquejados de mareo y sintomatología atáxica (17 varones de 51-71 años, $\bar{x}$ = 59,1 ± 5,0 años y 16 mujeres de 50-59 años, $\bar{x}$ = 52,9 ± 2,8 anos) se llevó a cabo un estudio de doble ciego acerca del éxito terapéutico después de aplicar extracto Ginkgo Biloba o placebo. El efecto terapéutico fue valorado mediante interrogatorio a los pacientes y craniocorpografía (CCG).

Los exámenes craniocorpograficos tuvieron lugar antes del comienzo de la terapia y después de 6 y 12 semanas de tratamiento, respectivamente (con 120 mg diarios de extracto Ginkgo o 1 gragea de placebo 3 veces al dí).

El craniocorpograma evidenció bajo la terapia con Ginkgo Biloba una disminución estadísticamente significativa de la amplitud de oscilación lateral al aplicarse la prueba de marcha según Unterberger.

El interrogatorio sobre la evolución de los síntomas subjetivos del vértigo arrojó los siguientes resultados: hubo una regresión del síndrome vertiginoso en 20 % de los pacientes del grupo placebo y en 50 % de los pacientes del grupo tratado con Ginkgo Biloba.

No se observó efectos laterales durante la duración total de la terapia.

Los resultados obtenidos permiten concluír que el extracto Ginkgo Biloba ejerce una influencia benéfica objetivamente demostrable sobre el vértigo y la inseguridad de la marcha.

1 Einleitung

Schwindel und Gleichgewichtsstörungen sind ubiquitär vorkommende Krankheitssymptome mit unterschiedlicher diagnostischer Wertigkeit. Das Spektrum reicht vom vestibulären Drehgefühl bis zum orthostatischen Kollaps, vom alkoholbedingten Torkeln bis zur zerebellaren Ataxie. Ursache hierfür ist das Zusammenspiel zahlreicher gleichgewichtsregulierender Faktoren wie Labyrinth, Auge, Ohr, Tastsinn, Propriorezeptoren, Halteapparat und vor allem zentraler Stationen. Bei Störungen des physiologischen Synergismus resultiert ein Datenkonflikt, der sich dem Patienten als Schwindel mitteilt. Daneben können vaskuläre, kardiale, intestinale, hormonelle, neurovegetative und psychogene Alterationen das reibungslose Zusammenspiel der Einzelkomponenten stören. Ferner kann Vertigo in einem engen Zusammenhang mit Alterungsprozessen beobachtet werden, besonders dann, wenn die Konzepte assoziativer Integration im ZNS – also die Synchronisation Raum, Lage, Lichteinwirkung, Bewegung – gestört sind. Man muß daher die Frage stellen, ob der Schwindel des älteren Menschen als eigentliches Krankheitssymptom oder – vergleichbar den altersabhängig auftretenden Störungen des Hörens und Sehens – als degenerativer Prozeß im Rahmen einer natürlich eintretenden Reduzierung der Sinnesleistungen zu werten ist.

Gestörte Gleichgewichtsfunktionen zeigen sich beim Menschen als abnorme Kopf-Körper-Bewegungsmuster. Typisch für Vertigopatienten ist eine Kopf-Körper-Taumeligkeit besonders beim Gehen oder Treten auf der Stelle. Diesen Sachverhalt macht sich die Cranio-Corpo-Graphie (CCG) zunutze. Sie erlaubt, Art und Ausmaß der Schwindelsymptomatik objektiv und quantitativ darzustellen. Die Methode ist daher geeignet, Einflüsse einer medikamentösen Therapie auf Schwindel bzw. Gangunsicherheit zu quantifizieren.

Die folgende Doppelblindstudie ist am Neurootologischen Forschungsinstitut der 4G-Forschung e.V. Bad Kissingen durchgeführt worden. Sie untersuchte den Einfluß von Extractum Ginkgo biloba auf altersabhängige äquilibriometrische Störungen (Presbyvertigo und Presbyataxie), die sich in Schwankschwindel und Gangunsicherheit der Patienten äußerte.

2 Prüfpräparat

Bei der Prüfsubstanz handelt es sich um einen standardisierten, hochgereinigten Extrakt aus Ginkgo biloba L[1], die in der handelsüblichen Drageeform getestet wurde.

Als Placebo-Therapie fanden Dragees auf Lactosebasis, mit äußerlich identischem Aspekt, Verwendung.

Pharmakologisch und pharmakoklinisch ließen sich folgende hämodynamische, rheologische und metabolische Wirkungen des Ginkgo-Extrakts nachweisen:

---

1 In der BRD als rökan® im Handel. Ein Dragee enthält: 40 mg Extr. Ginkgo bilob. e fol. sicc. (100:1) c. Aceton 60% (g/g) parat., standardisiert auf 24% Ginkgo-Heteroside, Hersteller Intersan GmbH, Ettlingen

Im Tierversuch hat das Prüfpräparat eine thrombozytenaggregationshemmende Wirkung auf die künstlich induzierte Thrombosierung der Arteriolen und Venolen in der Pia mater [3], einen deutlich regulierenden Einfluß auf den zentralen Venentonus bei Wechsel der Körperlage [18], einen tonisierenden Effekt auf isolierte Wandspiralen aus der V. cava [18] und einen günstigen Einfluß auf neurologische und metabolische Störungen des Gehirns nach Vergiftung mit Triethylzinn [4]. Unter künstlicher Embolisation der Hirnarterien wirkt der Extrakt dem induzierten ATP- und Glukoseabfall in der betroffenen, aber auch in der nichtbetroffenen Hemisphäre entgegen [17]. Eine durch Chloroform-Anwendung induzierte kapillare Hyperpermeabilität vermindert sich nach Ginkgo-biloba-Gabe [18].

Beim Menschen hat die Therapie mit Ginkgo-Extrakt einen statistisch signifikanten Anstieg der regionalen und globalen Hirndurchblutung zur Folge [14], radiozirkulographisch läßt sich mit der ^{99}Tc-Messung eine Verbesserung der Hirndurchblutung unter Behandlung nachweisen [12]. Den günstigen Einfluß auf die zerebrale Blutversorgung bestätigen auch Messungen mit enzephalorheographischen Methoden [2].

Der Glukose- und Sauerstoffverbrauch des leistungsschwachen Hirns steigt unter Gabe der Prüfsubstanz statistisch signifikant an [21]. Mit der ^{99}Tc-Methode gelang es auch, Besserungen pathologisch gesteigerter Kapillarpermeabilitäten bei Frauen mit idiopathischem Ödem nachzuweisen [15].

Klinische Studien zu Hörstörungen mit und ohne Schwindelsymptomatik/ Ohrgeräuschen bzw. zu intrazerebralen Gefäßdysfunktionen vom Migränetyp belegen nachhaltig den Therapieerfolg der Ginkgo-biloba-Behandlung [1, 5, 9, 10, 11, 13, 16, 19].

3   Methodik

Zur Befunderhebung und Verlaufskontrolle der Phänomene von Presbyvertigo und Presbyataxie wurde die Cranio-Corpo-Graphie nach Claussen [7, 8] verwendet. Hierbei trägt der Patient einen Arbeiterschutzhelm mit je einem Glühlämpchen über Stirn, Hinterhaupt sowie je ein Lämpchen auf beiden Schultern. Optische Reize, die eine visuelle Orientierung ermöglichen, werden durch das Aufsetzen einer Maske ausgeschaltet. Der Patient befindet sich in einem dunklen, schallisolierten Raum. Die Kopf-Körper-Bewegungsmuster werden mittels einer Sofortbild-Dauerbelichtung, welche die Leuchtspuren der Lämpchen aufzeichnet, fotografisch festgehalten. Die Kamera ist auf einen an der Decke befestigten Spiegel gerichtet, womit eine Ausnutzung der virtuellen Tiefe ermöglicht wird. Die Drehung eines unmittelbar über die Kopfebene des Patienten abgesenkten Rotors mit Leuchtmarken in einem vorher definierten Abstand erlaubt in einer zweiten Belichtung die Projektion eines individuellen Bezugssystems zum sofort auswertbaren Befund.

Die vorliegende Untersuchung beschränkte sich auf die CCG-Auswertung der lateralen Schwankungsbreite im Tretversuch nach Unterberger. Hierbei tritt der Patient mit verdeckten Augen und ausgestreckten Armen 80–100mal/min auf der Stelle (Abb. 1).

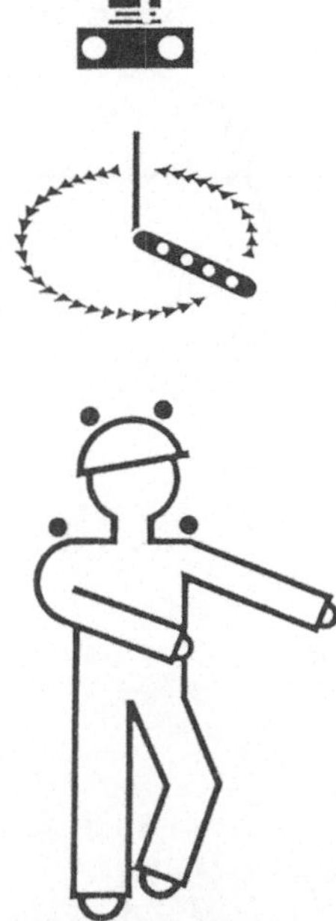

Abb. 1. Schematische Darstellung der Cranio-Corpo-Graphie-Untersuchung mit Leuchtspurmarken auf Haupt und Schultern und Kamera nebst Bezugskoordinatenprojektor darüber

Die Lateralschwankungsbreite (in cm) ist definiert als die Schwankung des Kopfes bzw. Körpers während einzelner Trittzyklen. Entlang der entstehenden Links-rechts-Schwankungsmuster zeichnet man zur Auswertung auf beiden Seiten eine Hilfslinie (Hüllkurve), an deren breitester Stelle die Lateralschwankung gemessen wird.

Zahlreiche Untersuchungen ermöglichten die Definition von Normbereichen. Über diese Normbereiche hinausgehende Schwankungsbreiten müssen als pathologisch im Sinne einer zentral-bulbären, vestibulo-spinalen Störung gedeutet werden. Günstige Einflüsse der Prüfsubstanz auf andere Meßparameter der Cranio-Corpo-Graphie wurden in einzelnen Fällen zwar dokumentiert, aber nicht ausgewertet.

Zentrale vestibulo-spinale Gleichgewichtsstörungen mit anatomischem Sitz im unteren Bereich des vierten Ventrikels und den unteren Anteilen des mittleren Längsbündels haben eine besonders große laterale Schwankungsbreite im Tretversuch. Periphere Störungen zeichnen sich hingegen durch typische anguläre Deviationen und Eigenspin in Richtung des gestörten Ohrs aus, wobei in der Regel die laterale Schwankungsbreite normal bleibt. Allerdings sind auch Mischformen möglich. Die verschiedenen Auswerteparameter der Cranio-Corpo-Graphie sind in Abb. 2 und 3 dargestellt bzw. definiert.

Neben der Dokumentation von objektiven Befunden wurden alle Patienten auch subjektiv zur Entwicklung ihrer Schwindelsymptomatik befragt.

Zusätzlich erfolgte bei allen Patienten eine komplette HNO-fachärztliche Untersuchung, die in der Regel Normalbefunde ergab.

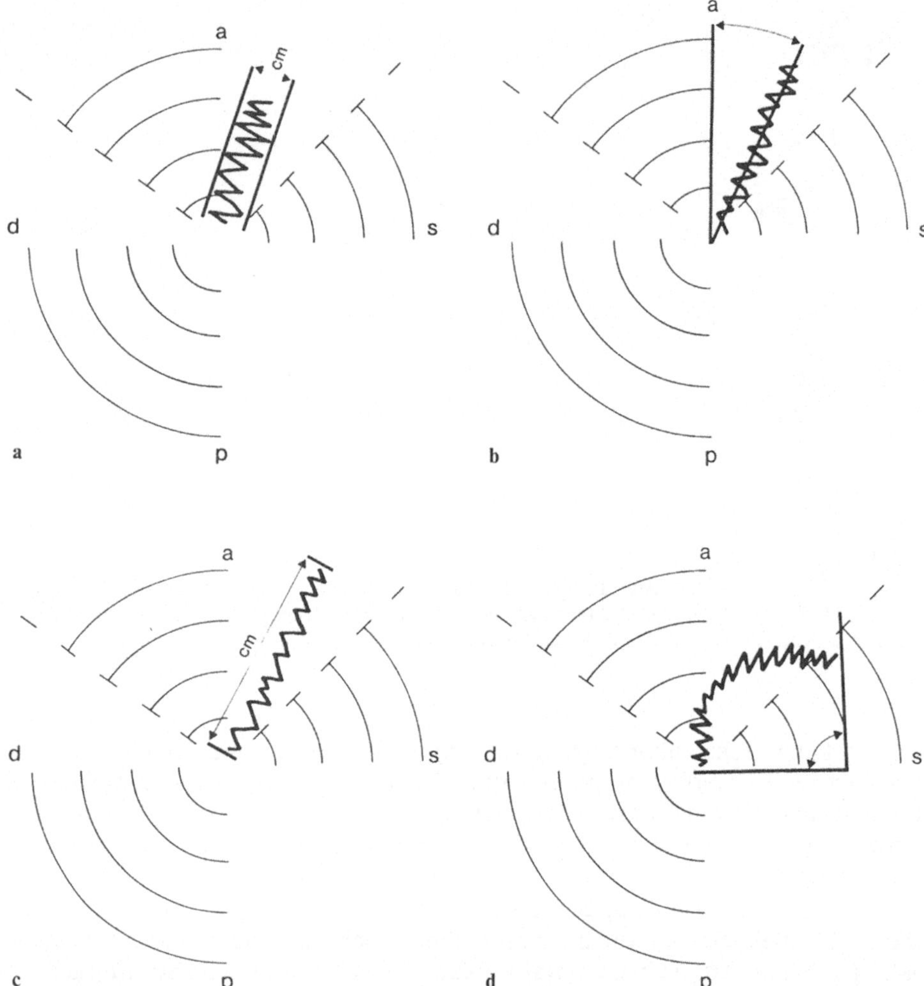

Abb. 2 a–d. Tretversuch-CCG. Die Aufzeichnungen erfolgen spiegelbildlich. **a** Lateralschwankungsbreite (cm), **b** anguläre Deviation (Winkelgrade), **c** Abweichungslänge (cm), **d** Körpereigenspin (Winkelgrade) *a* anterior, *p* posterior, *d* dexter, *s* sinister

Tabelle 1. Alters- und Geschlechtsverteilung der ausgewerteten Fälle

	Ginkgo-biloba-Kollektiv	Placebo-Kollektiv
n	14	19
♂	8	9
♀	6	10
Alter (Jahre)	M: 59,4 ± 5,1	M: 58,8 ± 5,2
	F: 53,8 ± 3,0	F: 52,4 ± 2,7
Altersstreuung	M: 51–66	M: 53–71
(Jahre)	F: 51–59	F: 50–58

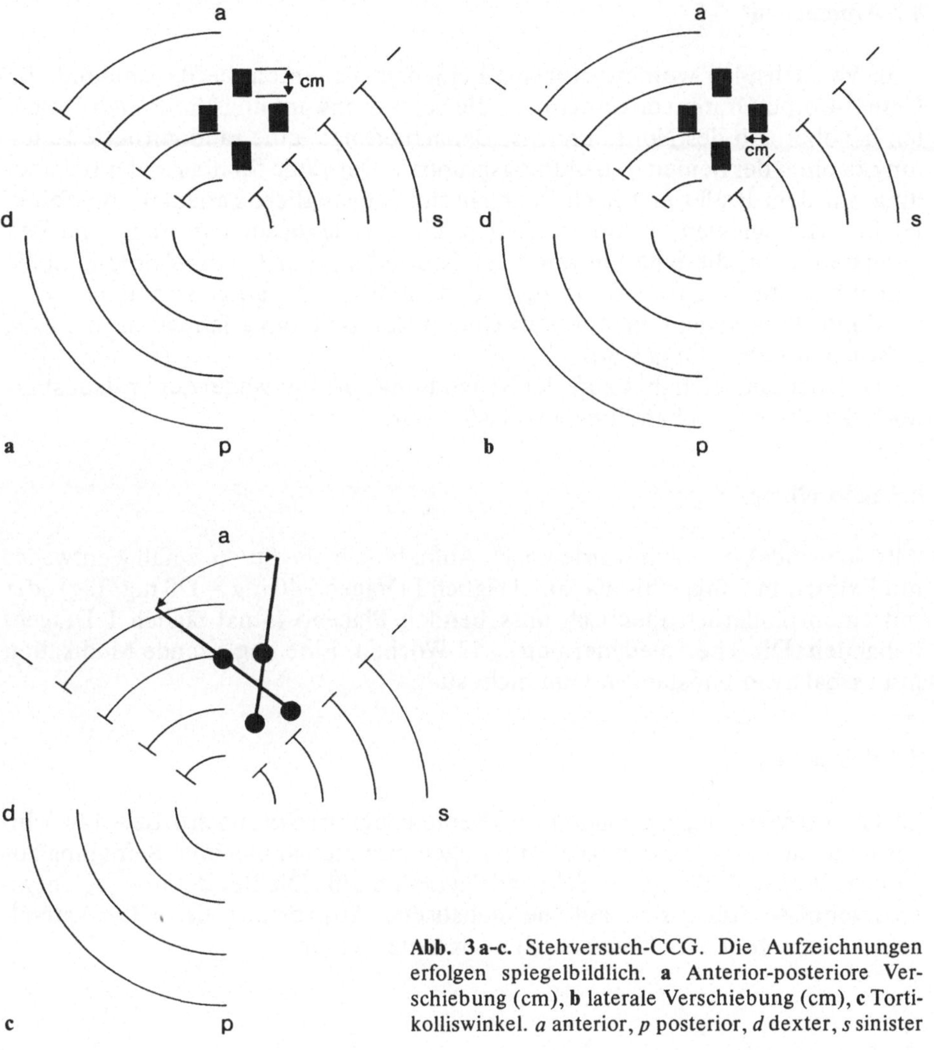

Abb. 3 a–c. Stehversuch-CCG. Die Aufzeichnungen erfolgen spiegelbildlich. **a** Anterior-posteriore Verschiebung (cm), **b** laterale Verschiebung (cm), **c** Tortikolliswinkel. *a* anterior, *p* posterior, *d* dexter, *s* sinister

4 Studie

4.1 Versuchsplan

In die vorliegende randomisierte Doppelblindstudie wurden 50 ältere Patienten mit starker, subjektiver Schwindelsymptomatik aufgenommen und je zur Hälfte (25 pro Gruppe) entweder mit Extractum-Ginkgo-Dragees ($\bar{x} = 55{,}5 \pm 4{,}9$ J, 11 M, 50–66 J, 14 F, 50–60 J) oder mit einem äußerlich gleich aussehenden Placebo ($\bar{x} = 55{,}5 \pm 5{,}0$ J, 10 M, 53–71 J, 15 F, 50–58 J) behandelt. Die Ergebnisse von 33 therapierten und über beide Untersuchungsabschnitte hinweg kontrollierten Patienten gingen in die Auswertung ein.

4.2 Patientengut

Laut Versuchsplan wurden zunächst bei jedem Patienten die Basisbefunde im Cranio-Corpo-Gramm dokumentiert; die Lateralschwankungsbreite aller Patienten lag oberhalb des Normbereichs. Danach erfolgte eine randomisierte Zuteilung zu einer der beiden Behandlungsgruppen. Der Code für die Art der Behandlung war dem Prüfer erst nach Versuchsende zugänglich. Patienten mit Tetra-, Hemi-, Monoplegien, Tumoren, Epilepsien, apoplektischen Insulten und Beinamputationen, die eine einwandfreie Beurteilung der Cranio-Corpo-Graphie hätten beeinflussen können, wurden nicht in die Studie aufgenommen.

Kontrolluntersuchungen mittels Cranio-Corpo-Graphie fanden nach 6 bzw. 12 Wochen Behandlung statt.

17 Patienten fielen im Laufe der Behandlung aus, was weder der Prüfsubstanz noch der Placebo-Behandlung anzulasten war.

4.3 Behandlung

Alle Schwindelpatienten wurden nach Aufnahme in die Studie zufällig entweder mit Extractum Ginkgo biloba (3mal täglich 1 Dragee à 40 mg = 120 mg/Tag) oder mit einem äußerlich identisch aussehenden Placebo (3mal täglich 1 Dragee) behandelt. Die Therapiedauer betrug 12 Wochen. Eine begleitende Medikation mit vasoaktiven Substanzen fand nicht statt.

4.4 Beurteilung

CCG-Untersuchungen erfolgten vor Therapiebeginn sowie nach 6- bzw. 12wöchiger Untersuchung. Zu den o.g. Zeitpunkten erfolgte parallel eine Befragung zur Entwicklung der subjektiven Schwindelsymptomatik. Die Beurteilung der Therapieergebnisse stützt sich auf die statistische Auswertung der CCG-Lateralschwankungsbreite im Tretversuch nach Unterberger.

5　Ergebnisse

5.1 Cranio-Corpo-Graphie

Die Auswertung der Lateralschwankungsbreite des CCG im Tretversuch nach Unterberger zeigte einen statistisch signifikanten Rückgang dieses Parameters unter Ginkgo-biloba-Behandlung.

Der t-Test nach Welch (in [6]) zur Prüfung von Mittelwertsunterschieden bei ungleicher Varianz der Grundgesamtheit zeigt bei einseitiger Fragestellung eine signifikante Rückbildung der Lateralschwankungsbreite zugunsten von Extractum Ginkgo im Vergleich zu Placebo mit $p < 0{,}02$ nach 6 Wochen und $p < 0{,}005$ nach 12 Wochen, wobei die Ausgangswerte sich statistisch nicht voneinander unterscheiden.

Tabelle 2. CCG-Lateralschwankungsbreite unter Ginkgo-biloba- und Placebotherapie

Lateralschwankungen (in cm)	Vorher	Nach 6 Wochen Behandlung	Nach 12 Wochen Behandlung
Extractum Ginkgo-biloba (n = 14)	$19,4 \pm 4,9$	$12,6 \pm 3,7$	$10,3 \pm 4,1$
Placebo (n = 19)	$18,5 \pm 3,3$	$16,1 \pm 4,5$	$15,8 \pm 5,7$

Tabelle 2 faßt die Therapieergebnisse der Ginkgo-biloba- und Placebo-Gruppe zusammen, Abb. 4 stellt sie graphisch dar.

5.2 Subjektive Befragung

Die Ergebnisse zur Befragung hinsichtlich des Verlaufs subjektiver Schwindel-symptome ergaben einen Rückgang von 20% in der Placebo- und 50% in der Gink-go-biloba-Gruppe.

Nebenwirkungen traten während der gesamten Therapiedauer nicht auf.

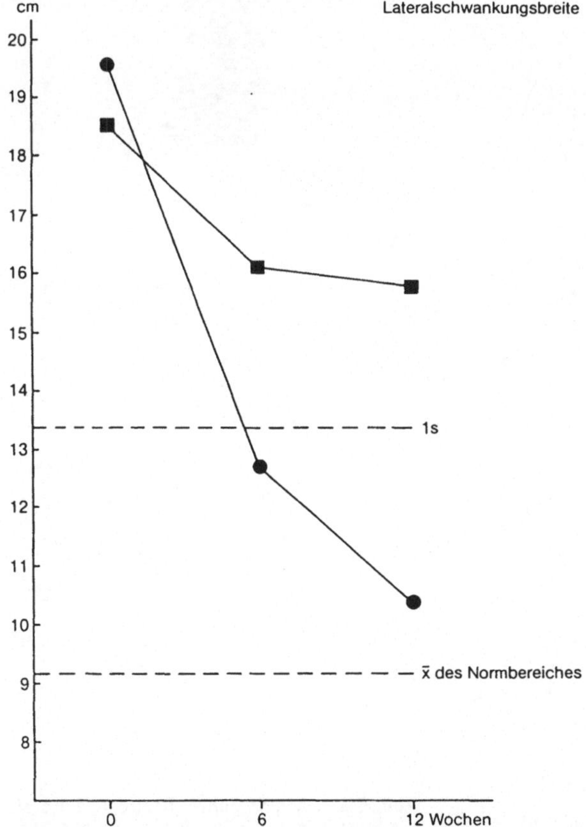

Abb. 4. Graphische Darstellung der CCG-Ergebnisse unter Ginkgo-biloba- bzw. Placebo-Therapie. ●-●-● Ginkgo-biloba -Gruppe (n = 14), ■-■-■ Placebo-Gruppe (n = 19). Signifikanz zugunsten von Extractum Ginkgo: Nach 6 Wochen $p < 0,02$ und nach 12 Wochen $p < 0,005$

6 Fallbeispiele

An nachfolgender Fallbeschreibung soll der Einfluß der Ginkgo-biloba-Therapie auf die Lateralschwankungsbreite des Cranio-Corpo-Gramms demonstriert werden; ein placebobehandelter Fall dokumentiert exemplarisch die Befundpersistenz der Kontrollgruppe.

M., 55 Jahre
Langdauernde Drehschwindelanfälle, insbesondere beim Bücken und Aufrichten, seit 3 Monaten. Im Tretversuch breiteste Lateralschwankungen, die sich als rein zentrale Gleichgewichtsstörung bei wahrscheinlich diffusem Hirnstammschaden diagnostizieren lassen. Deutliche Besserung nach 6 Wochen und praktische Normalisierung nach 12 Wochen.

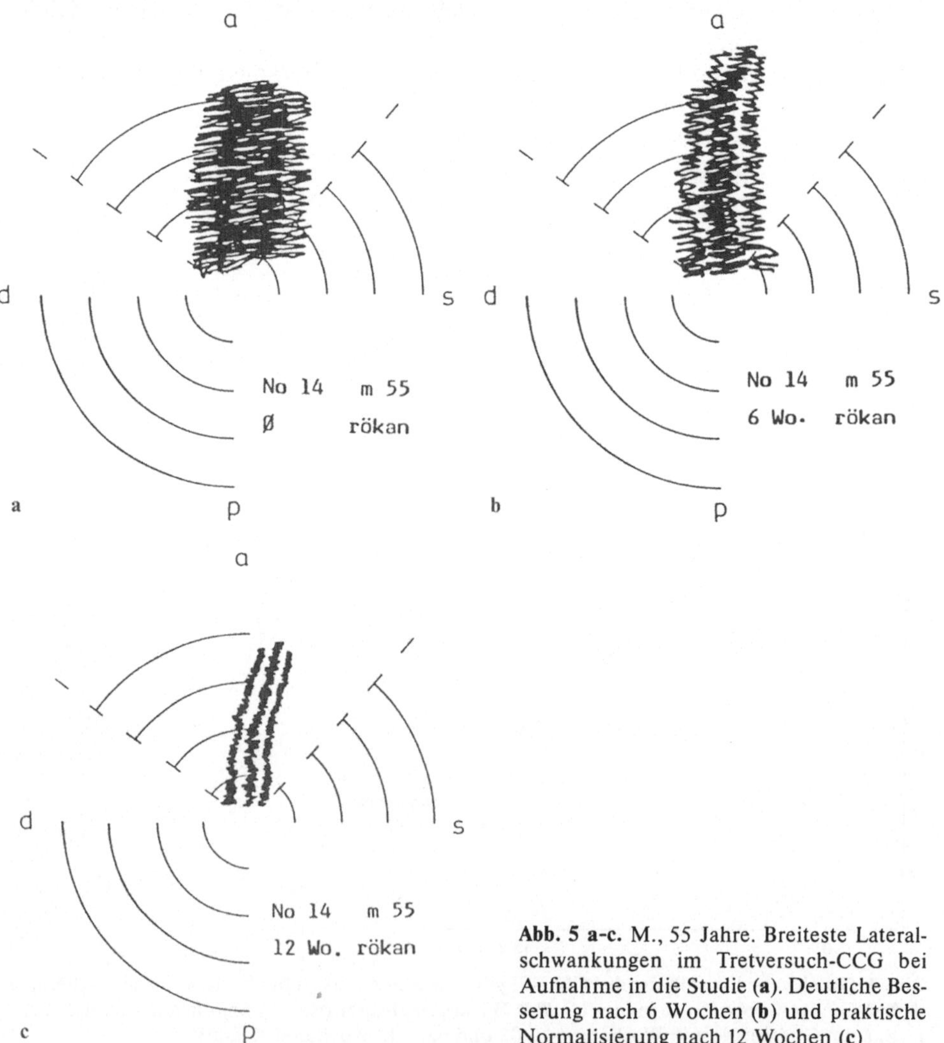

Abb. 5 a–c. M., 55 Jahre. Breiteste Lateralschwankungen im Tretversuch-CCG bei Aufnahme in die Studie (**a**). Deutliche Besserung nach 6 Wochen (**b**) und praktische Normalisierung nach 12 Wochen (**c**)

Abbildung 5 zeigt für diesen Patienten den Anfangs-, Zwischen- und Endbefund im Tretversuch.

F., 52 Jahre
Minutenlanger Schwank- und Drehschwindel seit 1 Monat, verstärkt durch Blickrichtung zur Seite und durch Bücken. Im Cranio-Corpo-Gramm läßt sich eine zentrale Hirnstammtaumeligkeit mit sehr breiten Lateralschwankungen im Tretversuch erkennen.

Nach 6 Wochen Placebo-Behandlung verstärkt sich dieser Befund noch und geht auch nach 12 Wochen Placebo-Gabe im Tretversuch nicht zurück.

Die Untersuchungsergebnisse sind in Abb. 6 dargestellt.

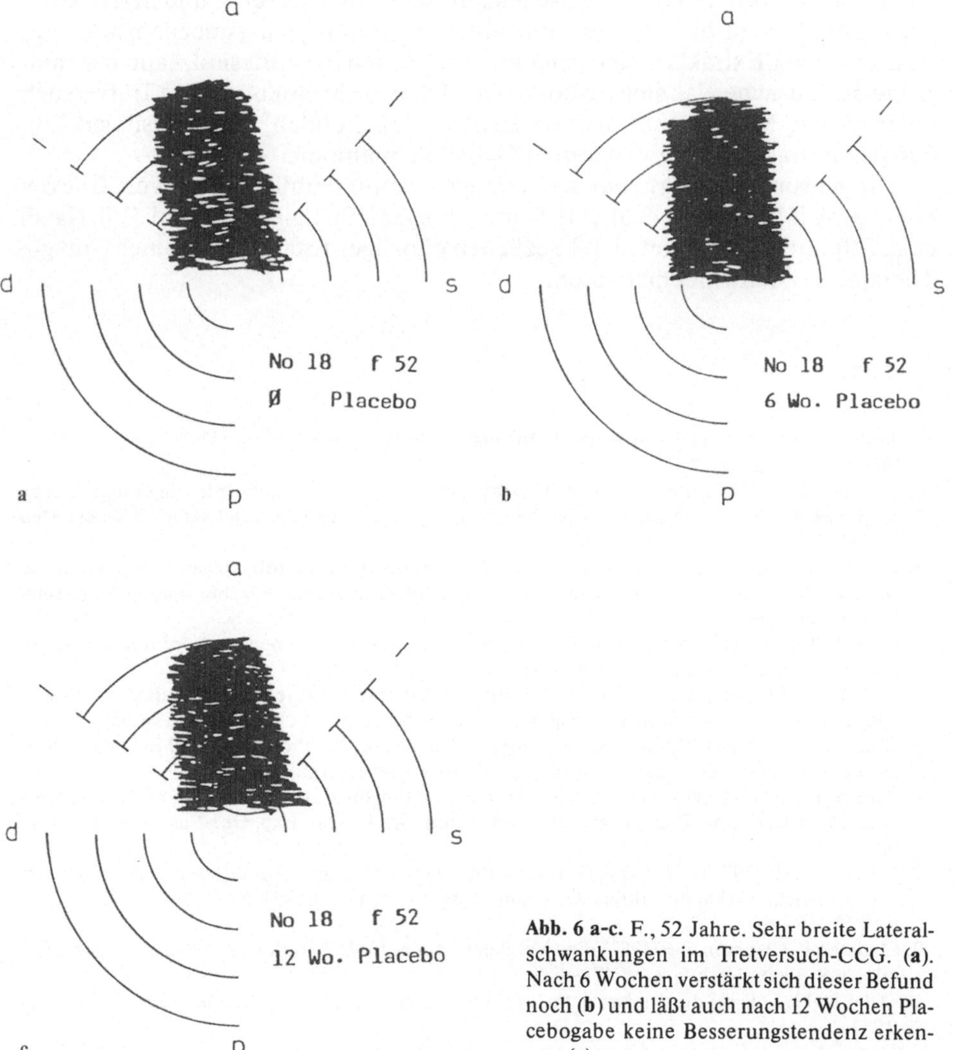

Abb. 6 a–c. F., 52 Jahre. Sehr breite Lateralschwankungen im Tretversuch-CCG. (a). Nach 6 Wochen verstärkt sich dieser Befund noch (b) und läßt auch nach 12 Wochen Placebogabe keine Besserungstendenz erkennen (c)

7 Diskussion

Ergebnis dieser Studie ist eine statistisch signifikant unterschiedliche Abnahme der Lateralschwankungsbreite im Cranio-Corpo-Gramm des Tretversuchs nach Unterberger zugunsten von Extr. Ginkgo biloba gegenüber Placebo bei bestehender subjektiver und objektiver Schwindelsymptomatik älterer Patienten.

Nach 12 Wochen Aktivbehandlung lagen die Mittelwerte der Verumgruppe bereits im Normalbereich von Gesunden. Dagegen führte eine Placebogabe nur in den ersten 6 Wochen zu geringer Abnahme der Lateralschwankungsbreite; in der zweiten Therapiephase blieben die Ergebnisse im Durchschnitt stationär.

Eine vergrößerte Seitenschwankung im Tretversuch ist Zeichen einer diffusen Hirnstammtaumeligkeit, die das gesamte System des mittleren Längsbündels bis hinauf zu den vorderen Kleinhirnschenkeln, dem Nucleus ruber und niger betreffen kann. Obwohl bisher keine Einzelheiten zum Wirkungsmechanismus des Ginkgo-biloba-Extrakts in den genannten Regionen bekannt sind, kann man aufgrund der Tatsache, daß sich pathologische Lateralschwankungen im Tretversuch unter diesem Medikament nachvollziehbar zurückbilden, einen positiven Einfluß des Extrakts auf die genannten Gebiete annehmen.

Die gewonnenen Ergebnisse bestätigen damit Publikationen von Chesseboeuf et al. [5], Guerrier et al. [13], Schwerdtfeger [20], Lallemant et al. [16], Natali et al. [19] und Claussen et al. [9] bezüglich günstiger Erfahrungen einer Ginkgo-Therapie bei Schwindelpatienten.

Literatur

1. Artières J (1978) Effets thérapeutiques du tanakan sur les hypoacousies et les acouphènes. Lyon Médit Méd 14:2 503–2 515
2. Boismarc F (1976) Etude de l'action hémodynamique de l'extrait concentré de Ginkgo biloba comparée à celle du gaz carbonique chez le sujet jeune et chez le sujet sénile. L'Ouest Méd 29:747–749
3. Borzeix MG, Labos M, Hartl C (1980) Recherches sur l'action antiagrégante de l'extrait de Ginkgo biloba. Activité au niveau des artères et de veines de la piemère chez le lapin. Sem Hôpit Paris 56:393–398
4. Cahn J, Borzeix MG, Akimjak JP (1977) Action du tanakan sur l'oedème cérébral chez le rat. Comparaison avec la DHET (Hydergine). (Unveröffentlichter Bericht)
5. Chesseboeuf L, Herard J, Trevin J (1979) Etude comparative de deux vasorégulateurs dans les hypoacousies et les syndromes vertigineux. Médecine du Nord et de l'Est 3:534–539
6. Clauss/Ebner (1982) Statistik für Soziologen, Pädagogen, Psychologen und Mediziner. Bd 1: Grundlagen. Harri Deutsch, Thun und Frankfurt am Main, S 212 ff.
7. Claussen C-F (1970) Über eine Gleichgewichtsfunktionsprüfung mit Hilfe der Cranio-Corpo-Graphie (CCG) und Polarkoordinaten im Raum. Arch Klin Exp Ohr-Nas-Kehlkopfheilkd 196:256
8. Claussen C-F (1975) Über die Objektivierung von normalem, simuliertem und gestörtem Gleichgewichtsverhalten mittels der Cranio-Corpo-Graphie (CCG). Verh Dtsch Ges Arbeitsmed 15:155–164
9. Claussen E, Claussen C-F (1981) Eine Vergleichsstudie zur Behandlung von Schwindel und Tinnitus mit rökan. Verh GNA 8:471–485
10. Dalet R (1975) Essai du tanakan dans les céphalées et les migraines. La Vie Médicale 35:2 971–2 972
11. Devic M (1978) Le tanakan dans le traitement de fond de la migraine. Lyon Méd 239:735–738

12. Galley P, Safi N (1977) Tanakan et cerveau sénile. Etude radiocirculographique. Bordeaux Méd 10:171–176
13. Guerrier Y, Basseres F, Artieres J (1978) Le tanakan dans le traitement des vertiges. A propos de 26 observations. Les Cahiers d'ORL 13:421–428
14. Heiss W-D, Zeiler K (1978) Medikamentöse Beeinflussung der Hirndurchblutung. Pharmakotherapie 1:137–144
15. Lagrue G, Baillet J, Behar A (1978) Acitivité d'un extrait végétal complexe dans les oedèmes idiopathiques orthostatiques. Sem Hôpit Paris 54:214–217
16. Lallemant Y, Barrier M (1975) Etude d' un vasorégulateur d'origine végétale en thérapeutique ORL. Gaz Méd France 82:3 153–3 155
17. Le Poncin-Lafitte M, Rapin J, Rapin JR (1980) Effects of Ginkgo biloba on changes induced by quantitative cerebral microembolization in rats. Arch Int Pharmacodyn 243:236–244
18. Marcy R (1980) Expertise pharmacologique – tanakan injectable. Resumé tanakan, Caen, France
19. Natali R, Rachinel J, Pouyat PM (1979) Le tanakan dans les syndromes cochléovestibulaires relevant d'une étiologie vasculaire. Traitement de long cours. Gaz Méd France 86:1 381–1 384
20. Schwerdtfeger F (1981) Elektronystagmographisch und klinisch dokumentierte Therapieerfahrungen mit rökan bei Schwindelsymptomatik. Therapiewoche 31:8 658–8 667
21. Tea S, Celsis P, Clanet M, Marc-Vergnes J-P (1979) Effets clinique, hémodynamique et métaboliques de l'extrait de Ginkgo biloba en pathologie vasculaire cérébrale. Gaz. Méd France 86:4 149–4 152

Eine Ursachenkette zwischen Schwindel und Taumeligkeit und wichtigen Kreislauferkrankungen des alten Menschen

P. DEEG

Zusammenfassung

In der Vergangenheit [4] wurden in großen Untersuchungsreihen die Häufigkeit des Schwindels, der Schwindeldauer und der internen Begleiterkrankungen bestimmt. Bei 25–30% der untersuchten Patienten [4] dauerten die Schwindelattacken nur einige Sekunden. In etwa 17–21% der Fälle klagten die Patienten über minutenlang anhaltenden Schwindel.

Überraschend und in gewisser Weise auch beunruhigend sind die Befunde [4], welche deutlich machen, daß in fast 50% der Fälle bei Patienten mit Schwindel Herz-Kreislauf-Leiden vorhanden sind. Die Schlußfolgerung aus diesen Tatbeständen sollte sein, daß wir Schwindel und Taumeligkeit nicht als Einzelsymptom betrachten und behandeln, sondern im größeren Zusammenhang möglicher Herz-Kreislauf-Erkrankungen sehen und diese Symptomatik bis zum Beweis des Gegenteils als Alarmzeichen gefährlicher (Herz-Kreislauf)-Erkrankungen ansehen.

Summary

In extensive series of investigations in the past [4] the frequency of vertigo, of its duration, and of the accompanying medial diseases were defined. In 25–30% of the patients investigated [4] the attacks of vertigo lasted only for seconds. In about 17–21% of cases the patients complained of vertigo persisting for several minutes.

Surprising and in a certain way also disturbing findings [4], point out that in nearly 50% of cases with vertigo, cardiocirculatory diseases are present. The conclusion from these facts should be that we consider and treat vertigo and giddiness not as a single symptom, but rather in connection with possible cardiocirculatory diseases, and regard these symptoms as signals warning of dangerous (cardiocirculatory) diseases, until the contrary has been proved.

Résumé

Dans le passé [4], l'étude de grandes séries a déterminé la fréquence des vertiges, leur durée et l'existence de maladies internes concomitantes. Chez 25–30% des malades examinés [4], les accès de vertige ne duraient que quelques secondes. Dans environ 17–21% des cas, les patients se plaignaient de vertiges durant plusieurs minutes.

La surprise et même une certaine inquiétude viennent de la découverte [4] d'affections cardio-vasculaires chez presque 50% des patients vertigineux. En conclusion pratique, cet état de fait devrait nous amener à ne plus considérer et traiter vertiges et étourdissements comme un symptôme isolé, mais à les voir en relation avec une éventuelle affection cardio-vasculaire et à les considérer jusqu'à preuve du contraire comme les signaux d'alarme d'une affection (cardio-vasculaire) dangereuse.

Resumen

La frecuencia y duración del mareo y las enfermedades internas concomitantes han sido determinadas en el pasado en grandes series de investigación [4]. En 25-30% de los pacientes examinados [4] los ataques de vértigo duraban sólo segundos. En cerca de 17-21% de los casos los pacientes se que jaban de vértigos de minutos de duración.

Sorprendentes y en cierto modo también inquietantes son los hallazgos que indican que en casi 50% de los casos de pacientes con vértigo existen enfermedades cardiovasculares. La conclusión de este hecho es que no debemos considerar y tratar los vértigos y vahidos como un síntoma aislado, sina verlos en el contexto de una posible enfermedad cardiovascular y considerarlos síntomas de alarma de ésta, mientras no se demuestre 10 contrario.

1 Einleitung

Im Alter häufen sich die Herz-Kreislauf-Erkrankungen. Zwischen dem 65. und 80. Lebensjahr steigt die Anzahl der Herz-Kreislauf-Erkrankungen bei Männern von 28 auf 43% und bei Frauen von 45 auf 48% [5, 6]. Darüber hinaus haben die Herz-Kreislauf-Erkrankungen am Alterungsprozeß einen entscheidenden Anteil, weil sie ihn beschleunigen.

In der Anamnese alter Menschen taucht häufig die Klage über Schwindel, Taumeligkeit, unsicheren Gang, einen plötzlich oder protrahiert einsetzenden Leistungsabfall, Angst, innere Unruhe, Abnahme des Erinnerungsvermögens, akute Schlafzustände und Konzentrationsschwäche auf. Ferner können wir Krankheitsbilder beobachten, wie die transiente ischämische Attacke (TIA) und das prolongierte ischämische neurologische Defizit (PRIND). Dies sind häufig Symptome bei Herz-Kreislauf-Störungen, deren gemeinsame pathophysiologische Endstrecke der verminderte Herzauswurf und/oder die Abnahme der Gehirndurchblutung auf unter 45 ml/min/100 g Gehirngewicht ist.

Betrachtet man die im höheren Lebensalter häufig geschilderten Symptome vom Standpunkt des Kardiologen, dann stellt man fest, daß sie häufig im Zusammenhang mit Herzrhythmusstörungen stehen, die beim Betagten häufiger zu beobachten sind als beim jüngeren Menschen.

2 Reizbildungs- und Erregungsleitungsstörungen

2.1 Syndrom des kranken Sinusknotens (SKS)

Bei Patienten zwischen dem 60. und 70. Lebensjahr beobachtet man in 35–38% der Fälle ein SKS. Der Beschwerdekomplex des SKS ist durch zerebrale Symptome gekennzeichnet. An erster Stelle stehen der Schwindel mit 67–71%, die Synkope in 45% und zerebrale Insulte in 18–20%. In etwa 4% werden TIA beobachtet [6, 8], die in 27% der Fälle als zerebrale Embolie interpretiert werden. Unterschiede bestehen im Komplikationsspektrum zwischen Patienten mit einfacher Sinusbradykardie und solchen mit einem Tachykardie-Bradykardie-Syndrom. Beim Typ III des SKS ereignen sich häufiger zerebrale Insulte als bei Patienten mit reiner Sinusbradykardie. Wenn bei diesen Patienten eine Zerebralsklerose besteht, entwickelt sich häufig in der Nacht ein ischämischer Hirninfarkt.

2.2 AV-Blockierung

Das Häufigkeitsmaximum höhergradiger AV-Leitungsverzögerungen liegt zwischen dem 60. und 70. Lebensjahr. Etwa 85% der Patienten mit AV-Block sind älter als 60 Jahre. Bei über 90jährigen kommen etwa in 40% noch zusätzliche intraventrikuläre Leitungsverzögerungen hinzu [10]. Denn die Reizbildungs- und Erregungsleitungsstörungen sind Ausdruck einer progredient verlaufenden degenerativen Erkrankung des gesamten Reizbildungs- und Erregungsleitungssystems.

Vor allem höhergradige AV-Überleitungsstörungen gehen mit neurootologischen Symptomen einher. Häufig werden Schwindel, Taumeligkeit, Konzentrationsschwäche, Adynamie und Verwirrtheitszustände beobachtet.

2.3 Karotissinussyndrom

Bei Patienten über 60 Jahre fand man in 22,5% der Fälle einen hyperaktiven Karotissinusreflex mit Pause zwischen 3 000-6 000 ms. Nur 2,5% der Patienten klagten über Schwindel. Die 2-Jahres-Prognose dieser Patienten ist gut. Ein echtes Karotissinussyndrom mit Synkope beobachtet man sehr selten. Hierbei ist auch die Symptomatik dramatisch. Die Patienten erleiden häufig beim Rasieren oder beim Knüpfen einer Krawatte eine Synkope.

2.4 Diagnostik

Die wichtigsten diagnostischen Maßnahmen sind die Ableitung eines EKGs mit Karotissinusdruck sowie die kontinuierliche Langzeit-EKG-Registrierung unter ambulanten Bedingungen über 24 h. Führen diese nichtinvasiven Untersuchungsmethoden nicht dazu, die kardiale Genese der Beschwerden zu sichern, dann sind intrakardiale EKG-Ableitungen mit Bestimmung der Sinusknotenerholungszeit und sinuatrialen Leitungszeit einschließlich des Hisbündels-EKGs erforderlich. Vor allem die nichtinvasiven diagnostischen Schritte sollten, wenn die Befunde bei der ersten Ableitung nicht eindeutig sind, wiederholt werden. Dabei ist zu berücksichtigen, daß Symptome und EKG-Befund günstigstenfalls in nur knapp 50% der Fälle übereinstimmen. Damit hier bessere Ergebnisse erzielt werden, ist es erforderlich, daß der Patient während des Langzeit-EKGs gewissenhaft ein Protokoll über alle auftretenden Symptome führt.

2.5 Therapie

Die Therapie der Wahl des symptomatischen SKS, des AV-Blocks, der intraventrikulären Leitungsverzögerung und des Karotissinussyndroms besteht in der Implantation eines permanenten Schrittmachers. Die Indikation zur Implantation hängt nicht nur von absoluten Meßzahlen ab, sondern auch von der Symptomatik, der Absicht, schwerwiegende zerebrale Ischämien des Gehirns zu verhindern und die Lebensprognose zu verbessern. Unter funktionellen Aspekten betrachtet, sollte die Implantation eines Schrittmachers wegen Reizbildungs- und Erregungsleitungsstörungen erfolgen, noch bevor sich ein ischämischer Hirninfarkt ereignet hat. Die Implantation eines permanenten Schrittmachers ist unter diesen Aspekten gewissenhaft gegen die Komplikationsrate von bis zu 26% [1] abzuwägen.

2.6 Prognose

Über den Verlauf und die Spontanprognose des unbehandelten SKS liegen kaum Untersuchungsberichte vor. Die Prognose des SKS nach Schrittmacherimplantation wird unterschiedlich beurteilt [3]. Mitbestimmend für die Prognose sind die im Alter häufigen Begleiterkrankungen. Dies gilt auch für die Patienten, die wegen eines AV-Blocks einen Schrittmacher implantiert bekommen. Besonders das Fortbestehen der Symptomatik nach der Schrittmacherimplantation oder das Fortbestehen oder Neuauftreten einer Myokardinsuffizienz weist auf eine schlechte Langzeitprognose hin. Unter der Voraussetzung allerdings, daß zum Zeitpunkt der Implantation keine Myokardinsuffizienz besteht, leben 1 Jahr nach der Schrittmacherimplantation noch 78% der Patienten, während von den medikamentös behandelten Patienten nur noch 50% leben. Die Prognose eines bifaszikulären Blocks – z.B. Rechtsschenkelblock mit linksanteriorem Hemiblock – wird durch Implantation eines permanenten Schrittmachers verbessert.

3 Vorhofflimmern

Das Vorhofflimmern ist bei Betagten häufig zu beobachten. Etwa 20–40% der 70-bis 90jährigen haben Vorhofflimmern [9, 12]. Die Ätiologie ist vielgestaltig. Häufig läßt sich jedoch keine Ursache für das Vorhofflimmern finden. Auffällig bleibt, daß ältere Patienten mit Vorhofflimmern häufig eine Herzvergrößerung aufweisen.

3.1 Diagnostik

In der Diagnostik haben sich EKG, Langzeit-EKG und Echokardiographie bewährt.

3.2 Therapie

Für die Therapie gilt z.T. das bereits für die Reizbildungs- und Erregungsleitungsstörungen Ausgeführte. Darüber hinaus erfordert das chronische Vorhofflimmern in den meisten Fällen eine Digitalisierung des Patienten. Liegt der Beginn des Vorhofflimmerns nicht zu lange zurück, dann lohnt sich eine Kardioversion, die ambulant durchgeführt werden kann. Ob ein Patient, vor allem der betagte Patient mit Vorhofflimmern, antikoaguliert werden soll, ist noch strittig. Die Antikoagulation is jedoch zweifellos indiziert, wenn sich bereits embolische Komplikationen ereignet haben.

3.3 Prognose

Die Prognose des Vorhofflimmerns bei älteren Patienten hängt im wesentlichen von den dieser Rhythmusstörung zugrundeliegenden Herzerkrankungen ab. Eine problematische Prognose kündigt sich an, wenn die Patienten Symptome entwickeln, wie Schwindel, Atemnot, TIA oder Synkopen. Häufig ist es hierbei so, daß die Symptome dann besonders ausgeprägt sind, wenn es sich nicht um ein stabiles chronisches Vorhofflimmern, sondern um ein paroxymales instabiles Vorhofflimmern handelt. Die Mortalität der älteren Patienten mit Vorhofflimmern ist mit 35% signifikant höher als diejenige gleichaltriger Menschen ohne Vorhofflimmern. Kardiale und zerebrovaskuläre Todesursachen sind bei diesen Patienten ebenfalls häufiger zu beobachten. Hierbei handelt es sich in 21% um kardiale und in 8% um zerebrovaskuläre Ursachen.

4 Ventrikuläre Rhythmusstörungen

Mit dem Alter ist eine deutliche Zunahme der ventrikulären Extrasystolen festzustellen.

4.1 Diagnostik

Es ist keine Frage, daß besonders ventrikuläre Rhythmusstörungen mit neurologischen und allgemeinen Symptomen einhergehen können. Häufig werden einzelne ventrikuläre Extrasystolen als Herzstiche, als Aussetzen des Herzens, als Herzdruck, als Druck im Hals oder als Ohrensausen empfunden. Erst wenn die Rhythmusstörungen tachykarder Natur sind und über einen längeren Zeitraum, etwa 5 s andauern, gehen sie mit zerebralen Symptomen einher.

Man beobachtet im 24-h-Langzeit-EKG bei 30- bis 50jährigen in 40–60% ventrikuläre Extrasystolen, während man bei den 70-bis 90jährigen in 80–90% ventrikuläre Extrasystolen sieht. Salven von ventrikulären Extrasystolen werden bei 70- bis 90jährigen in 40–60% beobachtet [12].

4.2 Therapie

Neuere Untersuchungsergebnisse lassen es angeraten erscheinen, ventrikuläre Rhythmusstörungen der Lown-Gruppe IV–V zu behandeln, obwohl bis jetzt keine wesentliche Verbesserung der Langzeitprognose statistisch gesichert werden konnte.

4.3 Prognose

Die Prognose wird von der begleitenden Herzerkrankung bestimmt. Die Lebenserwartung von Herzgesunden mit ventrikulären Herzrhythmusstörungen entspricht jener der Normalbevölkerung [2]. Wenn eine koronare Herzerkrankung vorhanden ist, dann ist die Prognose allerdings deutlich vermindert. Mit ventrikulären Extrasystolen der Lown-Gruppe III und höher wird die Prognose stufenweise schlechter.

5   Herzinsuffizienz

Die Hauptsymptome einer manifesten Herzinsuffizienz sind Atemnot, Nykturie und Zyanose, wenn das linke Herz betroffen ist. Bei einer Rechtsherzinsuffizienz beobachten wir eine Lebervergrößerung, Aszides und Ödeme. Auch die Myokardinsuffizienz nimmt altersabhängig an Häufigkeit zu. An dem Symptom Nykturie beurteilt steigt die Häufigkeit der Herzinsuffizienz von 40% im 50. Lebensjahr auf 80% im 75. und 100. Lebensjahr an [5]. Damit einher gehen häufig zerebrale Symptome. In 12% der Fälle klagen die Patienten über Schwindelerscheinungen. Nicht selten sind die zerebralen Symptome nicht nur Folge eines reduzierten Herzminutenvolumens, sondern auch kleinerer oder größerer Hirnembolien, die ihren Ausgang von linksatrialen oder linksventrikulären Thromben nehmen.

5.1 Diagnostik

In der Diagnostik können wir uns heute auf nichtinvasive Methoden, wie die lange geübte Röntgenologie, die Echokardiographie und die Radionuklidangiographie, stützen.

5.2 Therapie

In der Therapie spielen neben den Digitalispräparaten Substanzen wie Saluretika, Katecholamine und Vasodilatanzien eine Rolle. Vor allem letztere erweitern unsere therapeutischen Möglichkeiten.

5.3 Prognose

Die Prognose hängt in erster Linie von der Grunderkrankung ab. Bei Kardiomyopathien z.B. ist die 5-Jahresüberlebensrate schlecht.

6   Hypotonie

Unter den Herz-Kreislauf-Erkrankungen, die mit Gleichgewichtsfunktionsstörungen einhergehen [7], spielt die Hypotonie eine herausragende Rolle. Die

Gehirndurchblutung hängt vom arteriellen Mitteldruck ab. Bis zu einem arteriellen Mitteldruck von 70 mmHg wird die Hirndurchblutung unabhängig vom Mitteldruck autoregulativ gesteuert. Die Autoregulation versagt, wenn der arterielle Mitteldruck unter 70 mmHg absinkt. Beim Arteriosklerotiker oder Hypertoniker setzt die Autoregulation schon bei etwa 120 mmHg arteriellen Mitteldrucks aus. Zwischen dem Abfall des systolischen Blutdrucks im Stehen und dem Alter bestehen Beziehungen. Besonders die Kreislaufregulationsstörungen vom Typ II a und III nach Thulesius gewinnen beim älteren Patienten zunehmend an Bedeutung, weil in etwa 11% hämodynamisch wirksame Stenosen im Bereich der hirnversorgenden Arterien zu beobachten sind, welche im Falle eines Blutdruckabfalls zerebrale Ischämien nach sich ziehen.

6.1 Diagnostik

Zur Standarddiagnostik der Hypotonie gehört der Schellong-Test, die Blutdruck- und Frequenzmessung über 10 min im Liegen und 7 min im Stehen, die Druck- und Frequenzkontrolle am Kipptisch oder der Barbey-Hock-Test. Insgesamt bleibt festzuhalten, daß nicht nur das Blutdruckverhalten, sondern auch das Frequenzverhalten beachtet werden muß, damit eine richtige Einordnung der Hypotonie und eine differenzierte Therapie eingeleitet werden können.

6.2 Therapie

Den Typ I und II der orthostatischen Zirkulationsstörung kann man mit Beta-Rezeptorenblockern behandeln. Der Typ II a und III spricht sehr gut auf Sympathikomimetika sowie Mutterkornalkaloide an.

6.3 Prognose

Es gibt wenig aktuelle prospektive Studien zur Frage der Prognose der Hypotonie beim älteren Menschen. In einer retrospektiven Untersuchung werden 47 von 120 Apoplexien bei 60jährigen und 35 von 72 Apoplexien bei über 70jährigen einer hypotensiven Krise zugeschrieben. Wahrscheinlich sehen wir hier nur die Spitze eines Eisbergs. Wir tun deshalb gut daran, zu versuchen, beim älteren Patienten den Blutdruck auf die Mittellage einzuregulieren und zu verhindern, daß er unter 110 mmHg systolisch absinkt. Denn von 544 ischämischen Hirninfarkten ereigneten sich 40,8% zwischen Mitternacht und 6 Uhr, also zu einer Zeit, in welcher der Blutdruck physiologischerweise niedrig liegt [7]. Dies bedeutet, daß beim älteren Patienten am Abend der Blutdruck durchaus etwas höher liegen kann, da er während der Nacht spontan absinkt.

7 Zerebrale Ischämie bei Stenosen der extrakraniellen Hirnarterien

Zerebrale Durchblutungsstörungen stehen an dritter Stelle der Todesursachenstatistik. Folgenreich sind auch die nicht zum Tode führenden Komplikationen,

die zur Invalidität führen können. In 90% ist die Arteriosklerose die Ursache extra-
und intrakranieller Gefäßstenosen. Bevorzugt sind die arteriosklerotischen Stenosen an der Bifurkation der Karotis und im proximalen Abschnitt der A. vertebralis gelegen [10]. In 40% liegen die Stenosen extrakraniell. Man unterscheidet
4 verschiedene klinische Stadien, denen jeweils eine differenzierte Therapie entspricht. Im Stadium I ist der Patient frei von Symptomen. Das Stadium II ist
gekennzeichnet durch plötzlich auftretende fokale, kurzzeitige neurologische
Ausfallserscheinungen, die sich innerhalb von 24 h wieder völlig zurückbilden
(TIA). Dauert das neurologische Defizit länger als 24 h an, dann liegt ein PRIND
vor. Im Stadium IV handelt es sich um einen manifesten Insult.

7.1 Diagnostik

Die diagnostischen Möglichkeiten sind in jüngster Zeit erheblich erweitert worden. Neben der schon immer geübten Auskultation spielt heute die Dopplersono-
graphie eine wichtige Rolle, ebenso wie die Ultraschallsonographie der Karotiden
mit hochfrequenten 10-MgHz-Schallköpfen. Die Angiographie, Voraussetzung
für eine operative Behandlung, kann heute wesentlich risikoärmer als früher
durchgeführt werden. Mittels der intravenösen Angiographie unter Einsatz der
digitalen Subtraktion sind qualitativ hochwertige Bilder zu erlangen, welche eine
direkte Darstellung der extrakraniellen Gefäße in den meisten Fällen überflüssig
macht.

7.2 Therapie und Prognose

Bei asymptomatischen Eingefäßstenosen im Stadium I hat sich gezeigt, daß eine
Kontrolle in vierteljährlichen Abständen und eine konservative Therapie ausrei-
chen, denn bei weniger als 5% der Patienten ereignet sich im Verlaufe von 5 Jahren ein Insult [11]. Bei Mehrgefäßstenosen sollte eine operative Behandlung ange-
strebt werden. Im Stadium II ist eine operative Revision anzustreben, da bei 40%
der Patienten mit TIA sich im Verlauf von 5 Jahren ein zerebraler Insult ereignet.
Prä- und postoperativ muß langfristig eine konservative Therapie mit Thrombozy-
tenaggregationshemmern und entsprechender Sekundärprävention erfolgen. Im
Stadium III, das relativ selten ist, kann unter besonders günstigen Bedingungen
innerhalb der ersten 6–12 h eine notfallmäßige desobliterierende Operation der
Karotiden vorgenommen werden. Im Stadium IV schließlich sind operative Inter-
ventionen nicht erfolgversprechend. Sie sind mit einer Operationsletalität von
50% belastet [11]. Hier hat die Therapie konservativ zu erfolgen [11].

Literatur

1. Alt E et al. (1983) Überlebenszeit und Verlauf nach Schrittmacherimplantationen. Dtsch Med
   Wochenschr 108:331–335
2. Bethge KP (1982) Langzeitelektrokardiographie. Springer Berlin Heidelberg New York
3. Blömer H et al. (1977) Das Sinusknotensyndrom. Perimed Verlag, Erlangen

4. Claussen CF (1981) Schwindel, Leitfaden für die Klinik. Edition M+P, Hamburg
5. Franke H (1980) Zur Pathophysiologie und Klinik des sog. Altersherzens. In: Aktuelle Geriatrie. Schriftenreihe der Bayerischen Landesärztekammer, S. 10-21
6. Johansson BW (1980) Symptoms suggesting cardiac arrhythmias. In: Chamberlain DA, Kulbertus H, Mogensen L, Schlepper M (eds) Cardiac Arrhythmias in the active Population. A.B. Hässle, Schweden, pp 12-16
7. Kirchhoff HW (1983) Hypotonie - Bedeutung und Wertung. Dtsch Ärztebl 10:54-62
8. Kollmeier W (1982) Pathophysiologie und Klinik des Sick-Sinus-Syndroms. In: Brisse B, Bender F (Hrsg) Autonome Innervation des Herzens. Steinkopff, Darmstadt, S. 87-96
9. Kulbertus HE et al. (1982) Atrial fibrillation in elderly amulatory patients. In: Kulbertus HE, Olsson SB, Schlepper M (eds) Atrial fibrillation. A. B. Hässle, Schweden, pp 148-157
10. Ross JC (1980) Intraventricular conduction defects. In: Chamberlain DA, Kulbertus H, Mogensen L, Schlepper M (eds) Cardiac Arrhythmias in the active Population. A. B. Hässle, Schweden, pp 64-73
11. Trochel U, Hennerici M (1982) Diagnose und Therapie zerebraler Ischämien bei Stenosen und Verschlüssen der extrakraniellen Hirnarterien. Internistische Welt 10:297-305
12. Walter J et al. (1980) Besonderheiten von Reizbildungs- und Reizleitungsstörungen im hohen Alter. In: Aktuelle Geriatrie. Schriftenreihe der Bayerischen Landesärztekammer, S. 27-40

Die neurootologische Untersuchung von alten Menschen, unter Verwendung des harmonischen Akzelerationstests, bezogen auf die Standards der USA

W. Rubin

Zusammenfassung

Die Ergebnisse der konventionellen Elektronystagmographie (ENG) sind zeitweise verwirrend. Der alternierende binaurale bithermale kalorische Test (ABB) nach Hallpike ist diagnostisch nützlich. Ausgenommen ist die Gruppe von „kranken Patienten mit einem normalen Test". Die konventionellen ENG-Tests reichen nicht aus, um das Fortschreiten der vom Patienten geklagten Beschwerden zu objektivieren.

Die simultane binaurale bithermale (SBB) Stimulation objektiviert etwa 50% mehr pathologische Fälle als die alternierende binaurale bithermale Stimulation.

Die computergesteuerte Drehprüfung und Speicherung beseitigt das Problem der „Kunst des Lesens" eines ENG.

Welche Aussage eröffnen uns die Tests bezüglich des topographischen Sitzes einer Läsion?

1. Die alternierende binaurale bithermale Stimulation versorgt uns mit Informationen über die Funktion des Bogengangsapparates, speziell des horizontalen Bogengangs (Kopf angehoben).

2. Die simultane binaurale bithermale Stimulation liefert Informationen über Hirnstammverbindungen (Schaltung und Übertragung).

3. Die Drehprüfung spiegelt die Verarbeitung durch das Gehirn (zentrale Kontrolle) wider.

Summary

The results of conventional electronystagmography (ENG) sometimes are confusing. The Hallpike alternate binaural bithermal (ABB) caloric test is helpful diagnostically except for the group of "sick patients that have a normal test". Conventional ENG tests also fall short in the area of objective confirmation of patient progress.

Simultaneous binaural bithermal (SBB) stimulation confirms about 50% more abnormalitiy than the alternate binaural bithermal stimulation.

Computerized rotation testing and scoring does away with the ENG "art of reading" problem.

What does each test tell us regarding site of lesion?

1. Alternate binaural bithermal stimulation gives us information about the semicircular canals – particularly the horizontal semicircular canal (pickup head).

2. Simultaneous binaural bithermal stimulation gives information about brain stem connections (switching and relay).

3. Rotation testing gives information about the processing by the brain (central control).

Résumé

Les résultats de l'électronystagmographie (ENG) conventionnelle sont parfois troublants. L'épreuve calorique biauriculaire bithermique alternée (ABB) de HALLPIKE est utile pour le diagnostic dans le groupe de „malades à test normal". Les épreuves ENG conventionnelles ne suffisent pas pour objectiver la progression des symptômes signalés par les malades.

La stimulation biauriculaire bithermique simultanée (SBB) permet d'objectiver environ 50% de cas pathologiques de plus que la stimulation biauriculaire bithermique alternée.

L'épreuve rotatoire avec mise en mémoire et traitement en ordinateur des données supprime le problème de l' «art d'interpréter» un ENG.

Quels renseignements nous fournissent les différents examens quant au siège topographique d'une lésion?

1. La stimulation biauriculaire bithermique alternée nous renseigne sur la fonction des canaux semicirculaires, en particulier des canaux horizontaux (tête levée).

2. La stimulation biauriculaire bithermique simultanée fournit des renseignements sur les liaisons avec le tronc cérébral (connection et transmission).

3. L'épreuve rotatoire reflète l'intégration par le cerveau (contrôle central).

Resumen

Los resultados de la electronistagmografia (ENG) son a veces desconcernantes. El test calórico alternado binaural bitermal de HALLPIKE (ABB) es útil para el diagnóstico en el grupo de „pacientes con un test normal". Los tests electronistagmográficos convencionales no son suficientes para objetivar la progressión de las molestias acusadas por el paciente.

La estimulación simultánea binaural y bitermal (SBB) objetiva alrededor de und 50% más de casos patológicos que la estimulación binaural bitermal alternada.

La prueba de rotación y registro dirigida con computadora elimina el problema del „arte de leer" un electronistagmograma.

?Que afirmaciones nos hacen saber cada uno de estos tests, en relación al sitio topográfico de una lesión?

1. La estimulación binaural bitermal alternada nos provee con información sobre la función de los conductos semicirculares, especialmente del conducto semicircular horizontal (cabeza levantada).

2. La estimulación binaural bitermal simultánea nos da información sobre las conexiónes en el tronco cerebral (conexión y transmisión).

3. La prueba de rotación refleja la información sobre la elaboración por el cerebro (control central).

1 Einleitung

Vor Jahren wurden Standards der Hörschwellen bestimmt. Diese Standards wurden bezüglich Alter und Geschlecht korreliert.

Die Prüfung der Vestibularisfunktion ist keine Schwellenprüfung, und deshalb ist die Beurteilung unter Verwendung der konventionellen Elektronystagmographie [2–5] mehr eine Kunst als eine Wissenschaft. Einer der kürzlich vorgetragenen wohldurchdachten Texte enthält die folgende Feststellung [1]: „... man muß die Tatsache in Betracht ziehen, daß viele Tests und gerade der quantitative kalorische Test, die sich durch einen breiten Bereich von normalen Werten auszeichnen, eine solche Variabilität in der klinischen Applikation von Teststimuli haben, so daß andere Laboratorien diese Normalwerte nicht anwenden können. Im Idealfalle sollte jedes ENG-Laboratorium seine eigenen Normalwertbereiche mit gut kontrollierten standardisierten Stimuli bestimmen, jedoch wird dieser Stand an Perfektion wahrscheinlich niemals erreicht werden."

Wir [3, 4] haben den harmonischen Akzelerationstest routinemäßig während der letzten 4 Jahre angewandt. Zusätzlich zum konventionellen Elektronystagmogramm mit dem kalorischen (alternierenden bithermalen) Hallpike-Test und dem SBB (simultaner bithermaler bidirektionaler) Test hat der harmonische Akzelerationstest einige bemerkenswerte Vorteile, insbesondere beim Stimulus und der Genauigkeit der Analyse. Die Technik des harmonischen Akzelerationstests hat standardisierbare Eigenschaften, da das Testprotokoll durch ein Computerprogramm geregelt wird und daher die Analyseparameter angepaßt sind, wodurch konstante Ergebnisse erwartet werden können (s. Tabellen 1 u. 2). Es ist wahrscheinlich zum ersten Mal möglich, einen Test zur Prüfung der Vestibularisfunktion zu verwenden, der akkurat mit standardisierten Normen verglichen werden kann (Abb. 1).

Es ist nicht nur möglich, vestibuläre Funktionstests bezüglich Alter und Geschlecht zu korrelieren und zu vergleichen, sondern auch jeden und alle anderen Faktoren (z.B. Einnahme von Medikamenten), die durch die Ergebnisse der Vestibularistests beeinflußt werden könnten, in Betracht zu ziehen und zu kontrollieren.

Tabelle 1. Modell-Vergleich zwischen kalorischem Test und harmonischer Akzelerationsprüfung (HA)

	Kalorischer Test	HA-Test
Stimulusgenauigkeit	Funktion der Kanalgeometrie, thermische Konduktivität, Flüssigkeitstemperatur Flüssigkeitsmasse	Funktion der Geschwindigkeitsgenauigkeit des Drehstuhls
Testprotokoll	Funktion der individuellen Erfahrung des Arztes	Funktion des Computerprogramms
Analysengenauigkeit	Funktion der Laborerfahrung	Funktion des Computers
Analysenparameter	Von absoluter Natur	Von relativer Natur

Tabelle 2. Klinischer Vergleich zwischen kalorischem Test und harmonischer Akzelerationsprüfung (HA)

	Kalorischer Test	HA-Test
Stimulusgenauigkeit	10–20%	0,1 %
Testprotokoll	Verschieden	Konstant
Analysengenauigkeit	Verschieden	Konstant
Analysenparameter	Ergebnisse variieren mit dem Stimulus	Ergebnisse konstant

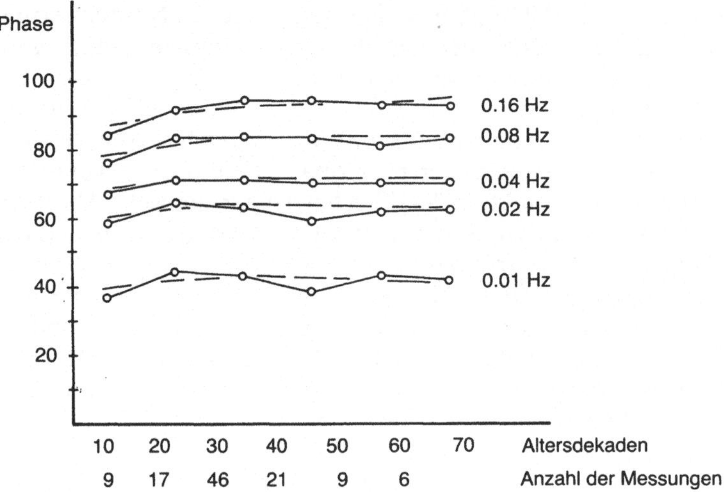

Abb. 1. Mittlere Phasenmessungen für alle Altersdekaden bei den verschiedenen Testfrequenzen

2 Konzept und Technik des harmonischen Akzelerationstests

Der rotatorische Test verwendet einen reinen Winkelbeschleunigungsstimulus für den horizontalen Bogengang durch Oszillation des Probanden um die vertikale Achse. Es bestehen keine Modifikationen zwischen dem abgegebenen und dem ankommenden Stimulus. Die Winkelbeschleunigung produziert eine direkte Endolymphströmung (Abb. 2).

Die gemessenen Durchführungsparameter sind relative Meßdaten. Sie sind die Antwort auf die Stimulusverhältnisse. Die verwendeten Parameter sind Phase, Verstärkungsfaktor und Symmetrie. Die Werte von Phase und Verstärkungsfaktor werden ausgedrückt als eine Funktion des Stimulus (Abb. 3). Variiert z.B. der Stimulus, so wird natürlich die Antwort auch variieren; jedoch wird sich die Antwort zum Stimulusverhältnis nicht verändern.

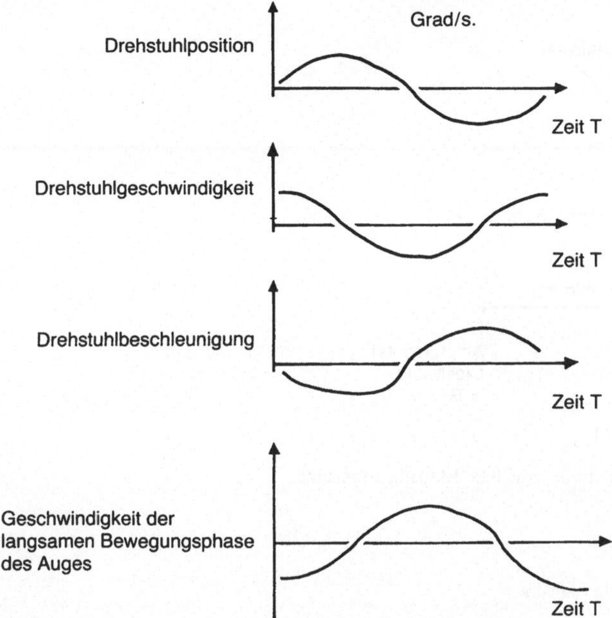

Abb. 2. Prinzip der Phasenverschiebung Augen/Körper

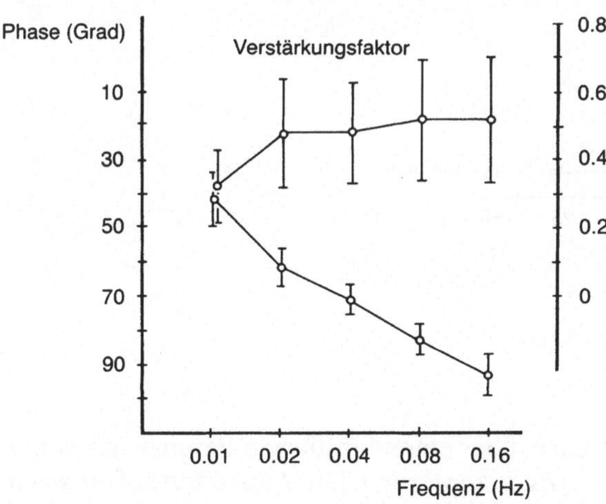

Abb. 3. Gemittelte Daten von 104 Normalpersonen, Verstärkungsfaktor, Phase, Symmetrie

Die Daten werden durch einen Computer analysiert. Die Durchführung ist jederzeit die gleiche und wird allein durch das Software-Programm, nicht aber durch den Untersucher, kontrolliert.

Jeder Test untersucht das vestibulo-okuläre Reflexsystem in einem bestimmten Teil seines Funktionsbereichs. Ein dynamisches System, wie das vestibulo-

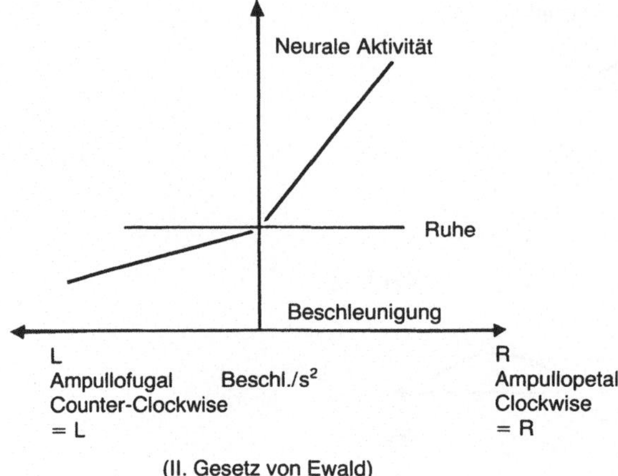

Abb. 4. Neuronale Aktivität als Antwort auf Beschleunigungsreize

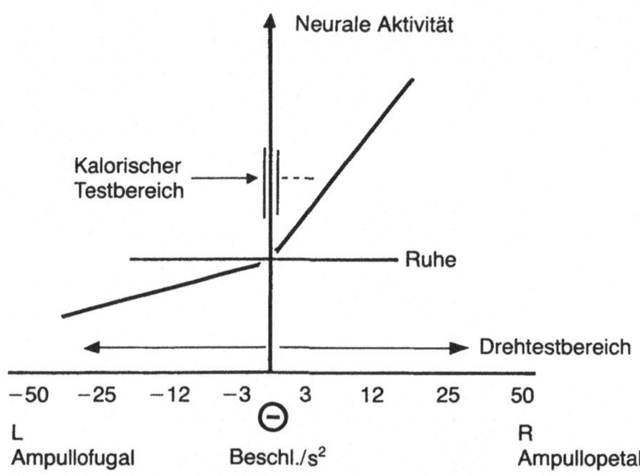

Abb. 5. Vestibuläre Reaktions/Stimulus-Kurve

okuläre Reflexsystem, ist in der Lage, über einen limitierten Bereich von Stimulusamplituden und Frequenzen wirksam zu werden. Die Antworten auf die wechselnden Stimulusstärken müssen nicht unbedingt linear über diese Bereiche verlaufen, wie es im zweiten Ewald-Gesetz postuliert wird (Abb. 4 und 5). Die wertvollste Information wird vom nichtlinearen Anteil des Arbeitsbereichs erhalten. Der Drehstuhltest wird deshalb mit 5 Frequenzen (0,01 – 0,02 – 0,04 – 0,08 und 0,16 Hz) durchgeführt.

Die neurale Aktivität des Labyrinths, die auf einen Beschleunigungsstimulus erfolgt, variiert in etwa als Funktion der Stimulusstärke. Alle Ergebnisse werden mit einer konstanten Spitzengeschwindigkeitsamplitude von 50 °/s erzielt. Ein Reaktionsvergleich ist auf der Antwort-/Stimuluskurve möglich. Der Frequenz-

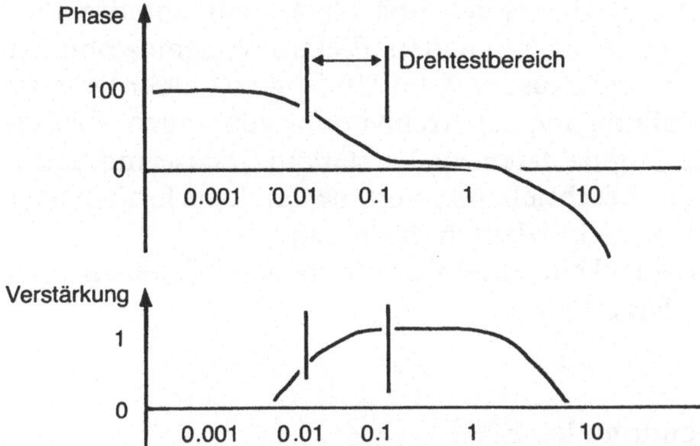

Abb. 6. Frequenzbereich als Funktion von Phase und Verstärkung

bereich, über den das System reagiert, ist als eine Funktion von Phase und Verstärkung dargestellt (Abb. 6).

Die neurootologische Untersuchung bei älteren Personen (über 70 Jahre) wird etwas gegenüber der neurootologischen Routineuntersuchung modifiziert. Die Hörtests werden exakt wie in den anderen Altersgruppen durchgeführt. Das Basispaket dieser Tests besteht aus Tonschwellenaudiometrie über Luft- und Knochenleitung, Sprachschwellenbestimmung und Sprachdiskrimination, Tympanometrie, Stapediusreflexmessung und Hirnstammaudiometrie (ABR). In den Fällen, in denen Tinnitus die Hauptbeschwerde ist, werden zusätzlich ein Tinnitusbestimmungstest und ein Tinnitussuppressionstest durchgeführt.

Die Gleichgewichtsfunktionstests werden ebenso wie in den anderen Altersgruppen durchgeführt. Sie bestehen in der konventionellen elektronystagmographischen Untersuchung mit alternierender bithermaler Stimulation (Hallpike), der simultanen binauralen bithermalen Stimulation (SBB), der harmonischen Beschleunigungsdrehprüfung (HA) und der computergesteuerten okulären Blickfolgeprüfung.

Bei der Altersgruppe mit über 70jährigen Patienten wird regelmäßig ein signifikant größerer Anteil von schlechten konventionellen ENG- und SBB-Aufzeichnungen angetroffen. Im Gegensatz dazu zeigt der HA-Test diese Nachteile nicht. Er wird deshalb relativ häufig als alleiniger oder hauptsächlicher diagnostischer Test eingesetzt.

Zusätzlich zu den bisher beschriebenen Vorteilen der HA-Drehprüfung im Vergleich mit der thermischen Prüfung bestehen weitere Vorteile besonders bei Patienten im höheren Alter. Viele Individuen in diesen Alterskategorien nehmen eine große Zahl von Medikamenten ein. Keines dieser Medikamente führte zu Problemen bei der Aussage des HA-Tests. Der HA-Test ist komfortabel und seine Durchführung ist physiologisch. Die Verwendung einer sitzenden Position ist einfacher, besonders bei schwachen Patienten. Es besteht ein fortlaufender, stimmlicher Kontakt, der unsichere Individuen beruhigen kann. Der bedeutendste Vorteil des HA-Tests beruht auf der Möglichkeit einer schnellen Unterscheidung zwischen „normal" und „pathologisch" sowie zwischen peripheren und zentralen

Abnormitäten. Dies geschieht einfach, schnell und ohne argumentative Probleme, wie sie beim Lesen von konventionellen Elektronystagmogrammen immer wieder vorkommen. Ein Papierausdruck im Umfang von einer Seite ist sofort nach dem Test zur Beurteilung und zur Archivierung vorhanden. Zusätzlich stehen, falls gewünscht, die Originaldaten von Verstärkung, Phase und Asymmetrie zur Verfügung. Die bereits beschriebenen Vorteile durch die fortlaufende Überwachung des HA sollen hier nicht wiederholt werden.

Im folgenden werden die Möglichkeiten und Vorteile des beschriebenen Tests an den Daten von 2 Patienten dargestellt.

3   Aussageschwaches konventionelles ENG

H. T. - weiblich, 83 Jahre
Hauptbeschwerden: Gehirnerschütterung mit der Folge von Schwindel, primär lageabhängig 4 Monate. Neurootologische ärztliche Untersuchung: normale Befunde.

Tests:
1. Konventionelles ENG – nicht lesbar, ausgedehnte Augenbewegungen bei allen Tests (Abb. 7 und 8).
2. Simultaner binauraler bithermaler Test: gleicher Befund wie beim konventionellen ENG (Abb. 9).
3. Harmonische Beschleunigung: Phasenverlust peripher mit Richtungsüberwiegen nach links (Abb. 10).
4. Computergesteuerte Blickfolge: linkes Auge gestört für gleichmäßige Verstärkung und Phase (Abb. 11).
5. Gehör: leichter, bilateraler, symmetrischer sensorineuraler Hörverlust, besonders im Tieftonbereich (Abb. 12).
6. Laborwerte: normal.

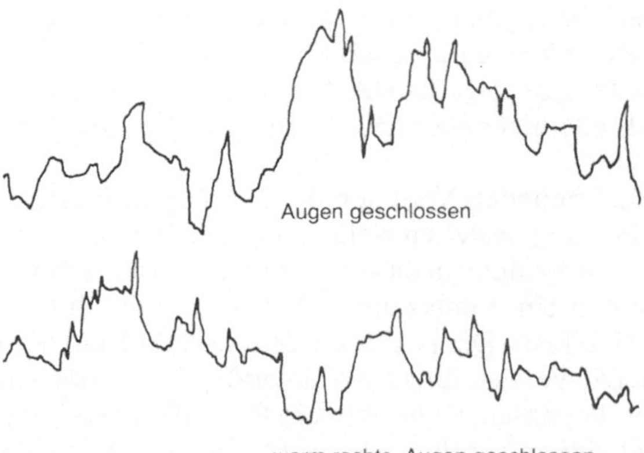

Abb. 7. Elektronystagmographisch registrierter Horizontalnystagmus (H.T., 3.1.83)

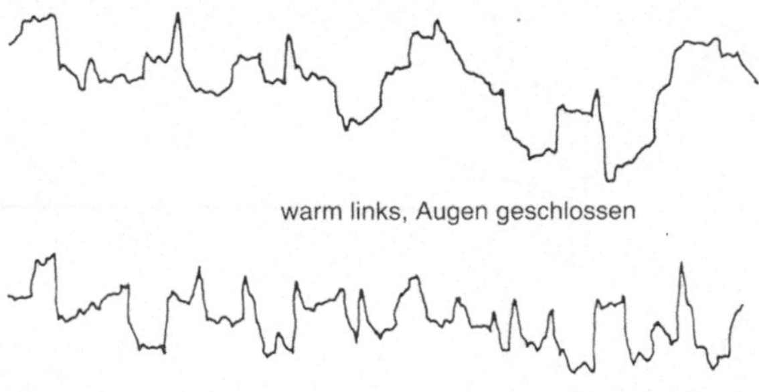

Abb. 8. Elektronystagmographisch registrierter Horizontalnsytagmus nach monauraler und binauraler Kaloration (H.T., 3.1.83)

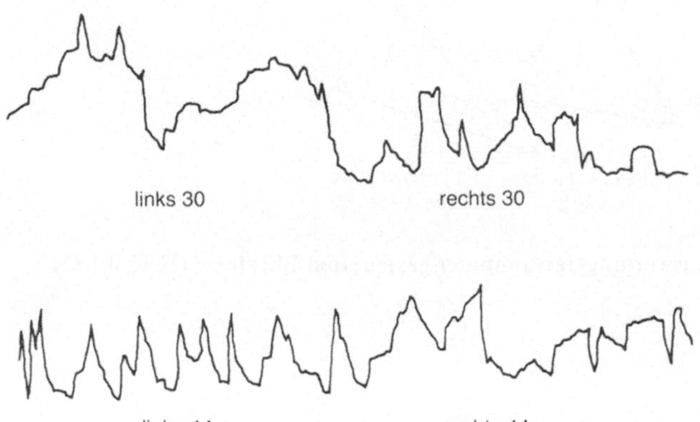

Abb. 9. ENGs der kalorischen Reaktionen nach binauraler bithermaler Stimulation (H.T., 3.1.83)

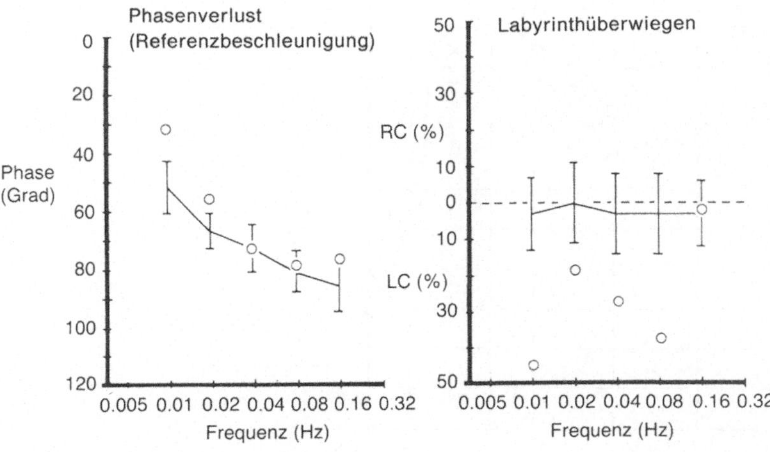

Abb. 10. Harmonischer Beschleunigungstest (H.T., 3.1.83)

                                                                W. Rubin

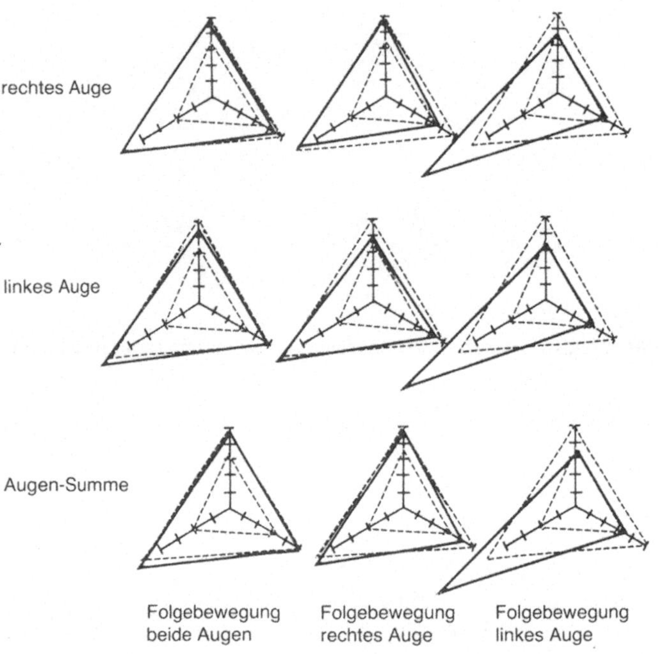

Abb. 11. Systematische ENG-Auswertung der computer-gesteuerten Blickfolge (H.T., 3.1.83)

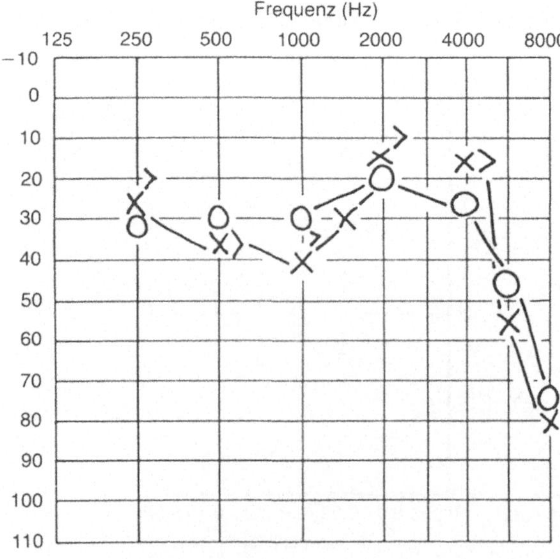

Abb. 12. Tonschwellenaudiogramm derselben Patientin wie in Abb. 7–11 (H.T., 3.1.83)

4 Aussagestarkes konventionelles ENG

E. L. – männlich, 82 Jahre
Hauptbeschwerden:
1. Schwindel seit 10 Jahren, 2mal wöchentlich, Schwindeldauer: 2–3 min mit Nausea.
2. Rechtsseitige Schwerhörigkeit.
Neurootologische ärztliche Untersuchung: Tandem Romberg positiv.
Tests:
1. Konventionelles ENG
   a) linksgerichteter Spontannystagmus (Abb. 13),
   b) alternierende bithermale binaurale Stimulation, rechts abgeschwächte Antwort (Abb. 14).

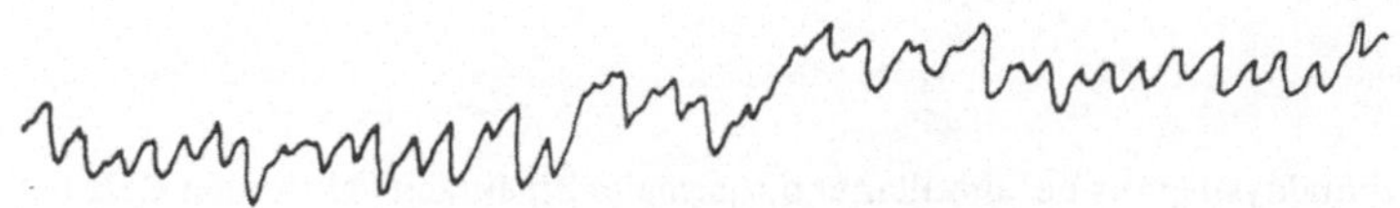

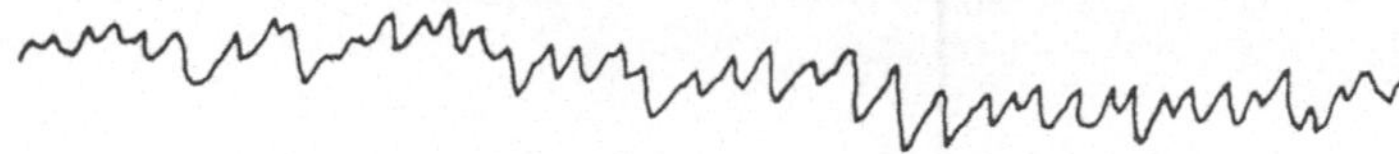

Abb. 13. ENG des Horizontalnystagmus (E.L., 17.1.83)

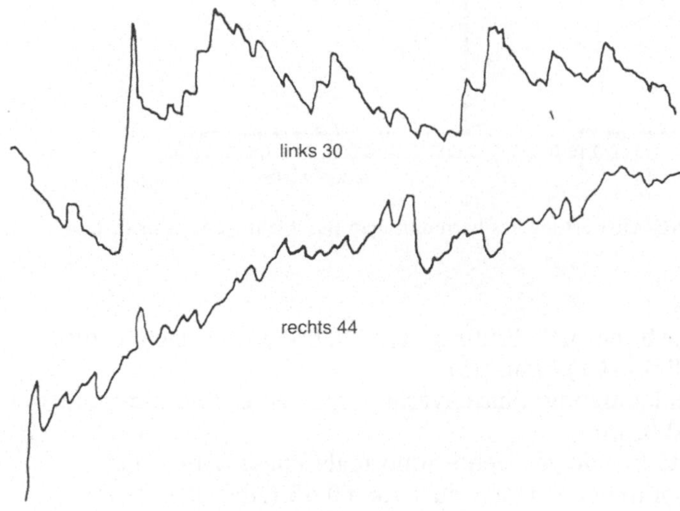

Abb. 14. ENG des Horizontalnystagmus (E.L., 17.1.83)

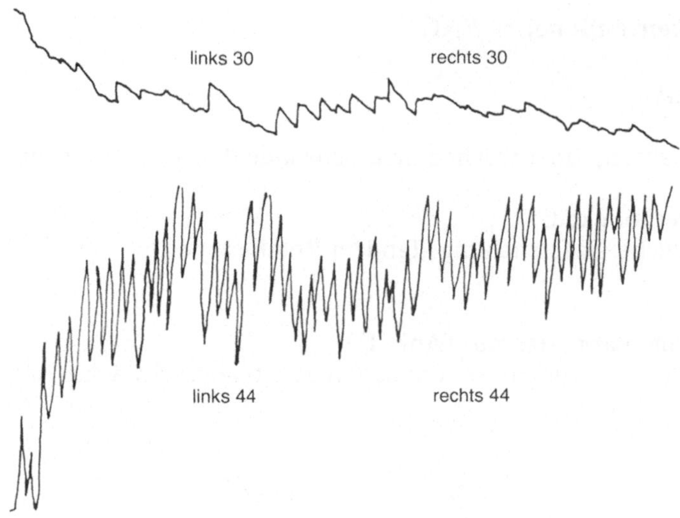

Abb. 15. ENG des Horizontalnystagmus bei simultaner bithermaler binauraler kalorischer Reizung (E.L., 17.1.83)

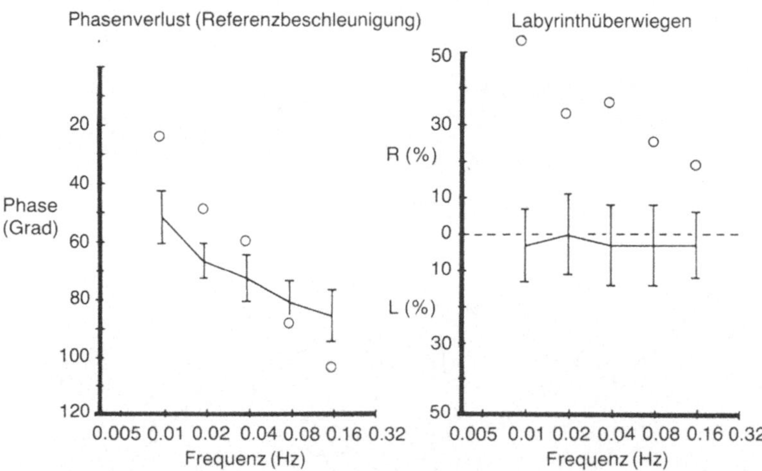

Abb. 16. Systematische ENG-Auswertung des harmonischen Beschleunigungstests (E.L., 17.1.83)

2. Simultane binaurale bithermale Prüfung: Typ II, 30°-Schläge nach rechts (1+), 44 °-Schläge nach links (4+) (Abb. 15).
3. Harmonische Beschleunigung: Phasenverlust, peripheres Richtungsüberwiegen nach rechts (Abb. 16).
4. Computergesteuerte Blickfolge: rechts abnormale Phase (Abb. 17).
5. Gehör: rechts sensorineuraler Hörverlust von 60 dB (Abb. 18).
6. Laborwerte: Gestörter Fettstoffwechsel, Phänotyp IIB.

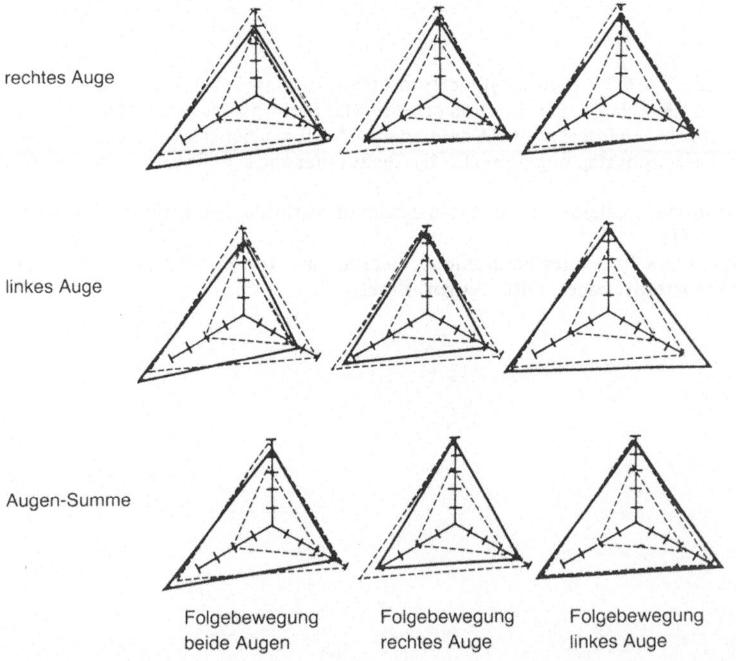

Abb. 17. Systematische ENG-Auswertung der computer-gesteuerten Blickfolge (E.L., 17.1.83)

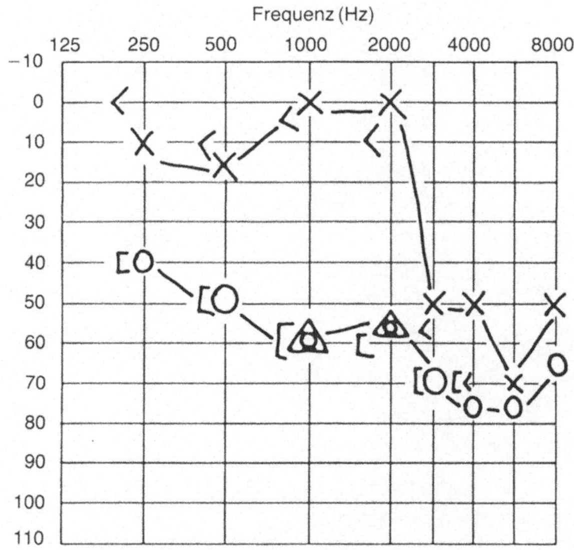

Abb. 18. Tonschwellenaudiogramm derselben Patientin wie in Abb. 13–17 (E.L., 17.1.83)

Literatur

1. Barber HO, Stockwell CW (1976) Manual of electronystagmography. Mosby, St. Louis
2. Parmentier JC, Lynch RM (1980) Quantification of vestibular performance parameters as a diagnostic tool. Thirteenth Hawaii International Conference on System Sciences, vol. III, pp 434–444
3. Rubin W et al. (1966) Electronystagmography (ENG). Techniques and significance. Laryngoscope 76:961–969
4. Rubin W (1982) Harmonic acceleration tests as a measure of vestibular compensation. Ann Otol Rhinol Laryngol 91/5:489
5. Wolfe JW et al. (1978) Low frequency harmonic acceleration as a test of labyrinthine function: Basic methods and illustrative cases. ORL, Karger, Basel, p 86

Sehstörungen des alternden Menschen

W.D. Schäfer

Zusammenfassung

Bei den Sehstörungen des alten Menschen müssen die physiologischen Veränderungen des Auges durch den Alterungsprozeß von den typischen Erkrankungen des Alters unterschieden werden. Von beidem sind alle Teile des Auges betroffen: die Mechanik (Muskulatur, Orbitagewebe), die Optik (Vorderkammer, Linse, Glaskörper) und die Reizverarbeitung (Netzhaut, Sehnerv). Ebenso sind Stoffwechsel und Durchblutung betroffen.

Durchblutungsstörungen und Stoffwechselanomalien führen sowohl zu einer verlangsamten Zellerneuerung als auch zu Atrophien, besonders bei Hornhaut, Regenbogenhaut und Netzhaut. Veränderungen des optischen Systems, die von jedem Menschen bemerkt werden, betreffen die Linse. Sie altert im Laufe des Lebens und verliert zunehmend an Elastizität, d.h. an Akkommodationsfähigkeit. Die typische Alterserkrankung der Linse ist der graue Star.

Die Motilitätsstörungen der Augen führen zu asthenopischen Beschwerden. Die Ursachen sind Heterophorien, ein Strabismus, aber auch Augenmuskellähmungen.

Als therapeutische Maßnahmen bei Sehstörungen im Alter kommen in Betracht:

- chirurgische Eingriffe, wie z.B. Star- und Glaukomoperationen
- optische Hilfen wie Brillen oder Lupen
- medikamentöse Behandlung zur Besserung von Durchblutungs- und Stoffwechselstörungen.

Summary

With regards to visual disturbances in old people, a distinction must be made between physiological changes of the eye caused by the ageing process and typical diseases of the elderly. Both physiological changes and disease can effect all parts of the eye: the mechanism of the eye (musculature, orbita tissue), the optical system of the eye (anterior chamber, lens, vitreous body) and sensory system (retina, optic nerve) along with metabolic and circulatory disturbances.

Circulatory disturbances and metabolic anomalies lead both to retarded cell regeneration and to atrophy, particularly in the cornea, iris and retina. Changes in the optical system which affect everbody involve the lens. It deteriorates during the course of life and gradually loses its elasticity, i.e. its capacity for accommodation. The typical disease of elderly people is the so-called cataract.

Eye-movement disturbance lead to asthenopia resulting from heterophorias, strabismus but also from eye muscle paresis.

The following therapeutic measures come into consideration in visual disturbances of elderly people:

- surgical intervention, such as cataract and glaucoma operations
- optical aids, such as spectacles or a magnifying glass
- drug therapy to improve circulatory and metabolic disturbances.

Résumé

En ce qui concerne les troubles visuels du vieillard, il faut faire la distinction entre les modifications physiologiques de l'œil durant la sénescence et les maladies typiques dues à la vieillesse. Dans les duex cas de l'œil dans sa totalité est affecté; la mécanique (appareil musculaire, tissu de l'orbite), l'optique oculaire (chambre antérieure, cristallin, corps vitré), et le système sensoriel (rétine, nerf optique), de même que les troubles métaboliques ou vasculaires.

Les troubles vasculaires et les anomalies métaboliques aboutissent non seulement à un ralentissement de la régénération cellulaire mais aussi à des atrophies en particulier de la cornée, de l'iris et de la rétine. Les alterations du système optique chacun d'entre nous peut remarquer concernent le cristallin. Il vieillit au cours de l'existence et perd peu à peu de son élasticité, c.-à.-d. de sa capacité d'accomodation. La maladie de sénescence typique du cristallin est la cataracte.

Les perturbations de la motilité oculaire aboutissent à des troubles asthénopiques, résultant d'hétérophories, d'un strabisme, mais aussi de paralysies des muscles oculaires.

Les troubles visuels du vieillard peuvent être traités par les thérapeutiques suivantes:

- interventions chirurgicales, comme par exemple les opérations du glaucom et de la cataracte
- appareillages optiques: lunettes ou loupe
- traitements médicamenteux pour remédier aux troubles vasculaires ou métaboliques.

Resumen

En los trastornos visuales de las personas de edad se debe diferenciar entre los cambios fisiológicos debidos al proceso de envejecimiento y las enfermedades típicas de la vejez. En ambos casos todas las partes del ojo son afectadas: la mécanica (musculatura, orbita), la óptica (cuenca, cristalino y cuerpo vítreo) y la elaboración del estimulo (retina, nervio ocular) así como los trastornos metabólicos y de la circulación sanguínea.

Los trastornos circulatorios y las anomalías metabólicas conducen a una renovación celular retardada así como a atrofias sobre todo de la córnea, del iris y de la retina. Cambios del sistema óptico remarcados por todo el mundo son los que afectan al cristalino. Este envejece en el curso de la vida y pierde cada vez más su elasticidad original, o sea pierde la habilidad de adaptarse. La enfermedad típica de la vejez es la catarata.

Los trastornos de motilidad oculares conducen a trastornos astenópicos. Las causas son estrabismo latente, estrabismo pero támbien parálisis de la musculatura ocular.

Como medidas terapéuticas de los trastornos visuales en la vejez se pueden considerar:

- Intervenciones quirúrgicas como por ejemplo en casos de catarata y glaucoma.
- Aparatos ópticos tales como gafas o lupas.
- Tratamiento medicamentoso para mejorar los trastornos circulatorios y metabólicos.

1 Einleitung

Mehr als 75% aller Sinnesleistungen des Menschen sind Sehleistungen. Dies macht deutlich, wie wesentlich das Sehorgan für den Menschen ist. Die Sinnesleistungen unserer Augen betreffen im einzelnen: das zentrale scharfe Sehen, das periphere Sehen, das Farbensehen, das Tages- und das Nachtsehen, das Sehen in der Ferne und in der Nähe sowie das beidäugige, räumliche Sehen. Die Sehinformationen beeinflussen aber auch ganz andere Bereiche des Gehirns, so die innere Sekretion und den Mineralhaushalt. Sehleistungen sind dem physiologischen Alterungsprozeß unterworfen. Sie sind bei Geburt nur unvollständig oder gar nicht vorhanden, werden in den ersten Jahren des Lebens erlernt und lassen mit zunehmendem Alter in ihrer Leistung wieder nach.

In der Folge soll über physiologische Veränderungen des Auges und der Sinnesleistungen allein durch den Alterungsprozeß gesprochen werden und über Erkrankungen des Auges, die gehäuft im Alter auftreten. Neben der Symptomatik wird auch die Therapie abgehandelt. Veränderungen an den nichtoptischen Teilen des Auges werden hier nicht ausführlich besprochen. Es handelt sich dabei um die Involution der Tränendrüse, weshalb im Alter oft die Tränenflüssigkeit ersetzt werden muß, um Stellungsanomalien der Lider sowie um Altersveränderungen an der Bindehaut und der Sklera [7].

2 Hornhaut

Mit zunehmendem Alter wird die Hornhaut dichter und die Zellen regenerieren sich schlechter. Auch die Form kann sich ändern, so daß die Brechkraft des Auges, besonders der Astigmatismus im Alter, etwa jährlich kontrolliert werden sollte. An der Hornhautperipherie zeigt sich eine weißliche Degeneration, der Arcus senilis, der im Volksmund auch Greisenring genannt wird (Abb. 1). Er

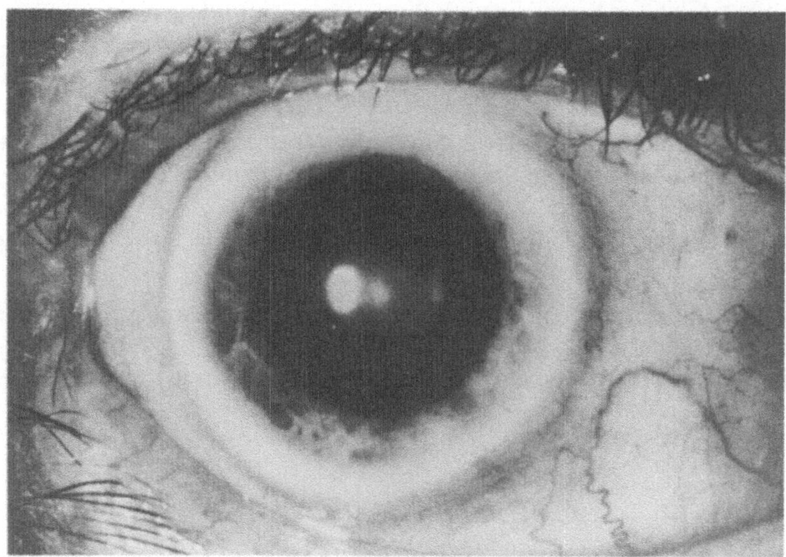

Abb. 1. Arcus senilis bei einem 78jährigen Patienten

kann den Boden für Hornhautrandgeschwüre bilden, weshalb nicht ganz klar ist, ob es sich noch um einen Alterszustand oder bereits um eine Erkrankung handelt.

3   Vorderkammer-Glaukom

Die vordere Augenkammer kann mit zunehmendem Alter etwas abflachen. Im Bereich des Kammerwinkels, der mit der Regenbogenhaut gebildet wird, können sklerotische Veränderungen zu einer Behinderung des Abflusses des Kammerwassers, das für den Augeninnendruck verantwortlich ist, führen. Es resultiert eine Druckerhöhung: Glaukom oder grüner Star genannt. Wird die Druckerhöhung bei der häufigen chronischen Form nicht bemerkt, dann kommt es mit der Zeit zu Netzhautschädigungen und zu immer größeren Defekten im zentralen Gesichtsfeld. Unbehandelt steht am Ende der Erkrankung die völlige Erblindung eines Auges. Die Diagnose wird u.a. durch Messungen des Augeninnendrucks mit Tonometern gestellt. Die Therapie besteht in pupillenverengenden oder die Kammerwasserproduktion drosselnden Augentropfen. Ist damit keine ausreichende Drucksenkung zu erreichen, dann können Operationen, mit denen der Kammerwasserabfluß verbessert oder die Kammerwasserproduktion vermindert wird, angezeigt sein.

Viel seltener ist das akute Winkelblockglaukom (Abb. 2), der Glaukomanfall. Schwindel, hauptsächlich aber Erbrechen, Brechreiz und das Wahrnehmen farbiger Ringe um Lichter herum, sowie Kopf- und Augenschmerzen, sind die Symptome dieser Glaukomform [6]. Wir unterscheiden das primäre Winkelblockglaukom vom sekundären, das nach anderen Augenerkrankungen auftritt. Die Diagnose läßt sich durch genaue Untersuchung (Abb. 2), besonders aber durch Pal-

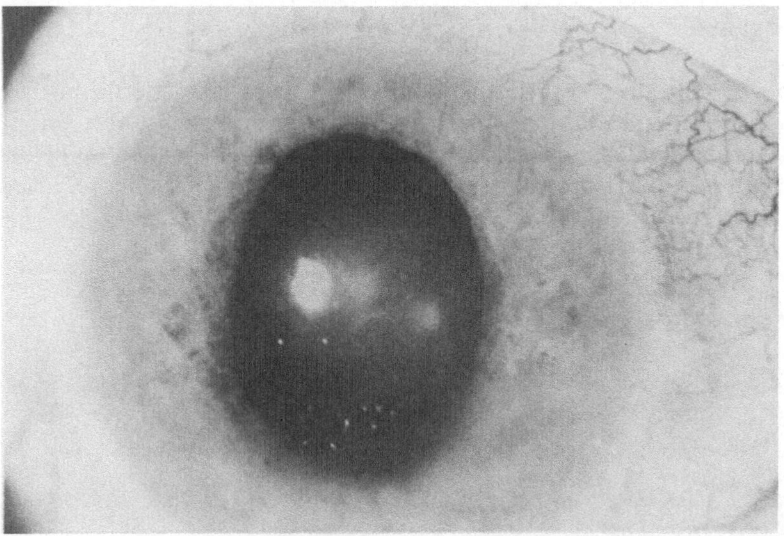

Abb. 2. Glaukomanfall bei 63jähriger Patientin: gemischte Injektion der oberflächlichen und tiefen Bindehautgefäße, Hornhautepithelödem, abgeflachte Vorderkammer, weite und entrundete Pupille, Augeninnendruck ist auf 75 mm Hg erhöht. (Nach Schäfer [6])

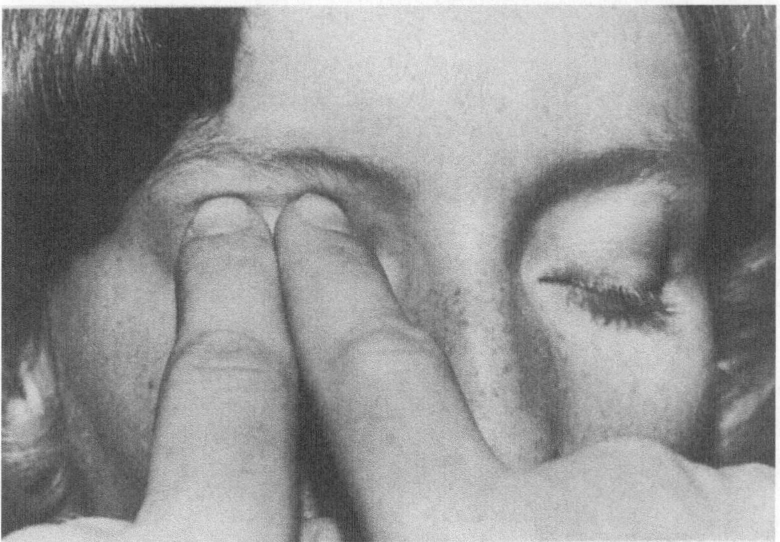

Abb. 3. Palpation des Augeninnendrucks: Patient sieht nach unten. Mit beiden Zeigefingern wird das Auge vorsichtig palpiert.

pieren des Auges mit zwei Fingern (Abb. 3) stellen: das erkrankte Auge ist steinhart. Die Symptomatik ist so akut und so drängend, daß der Patient schnellstens ärztlicher Hilfe bedarf. Diese besteht in der sofortigen medikamentösen Drucksenkung und der Schmerzbehandlung. Die operative Drucksenkung schließt sich am Tage darauf an.

4 Regenbogenhaut

Die Regenbogenhaut atrophiert mit zunehmendem Alter. Die oberflächlichen
Strukturen (Trabekel und Krypten) verschwinden mehr und mehr (Abb. 4 a, b).
Die Gefäße werden rigider. Es resultiert die Altersmiosis. Die enge Pupille des
alten Menschen (Abb. 5) erhöht zwar die Schärfentiefe in der Nähe, reduziert

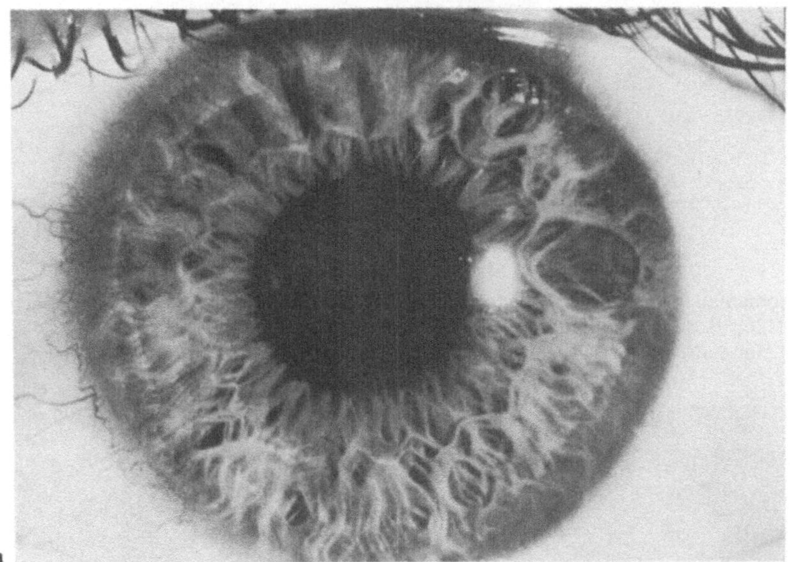

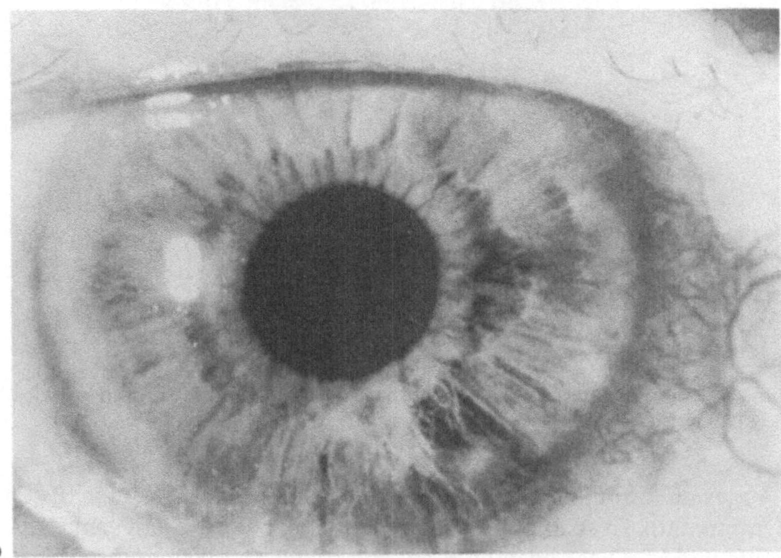

Abb. 4 a. Regenbogenhaut eines 28jährigen Patienten. **b.** Regenbogenhaut eines 64jährigen (Neben-
befund: nasal und nasal unten Iridoschisis)

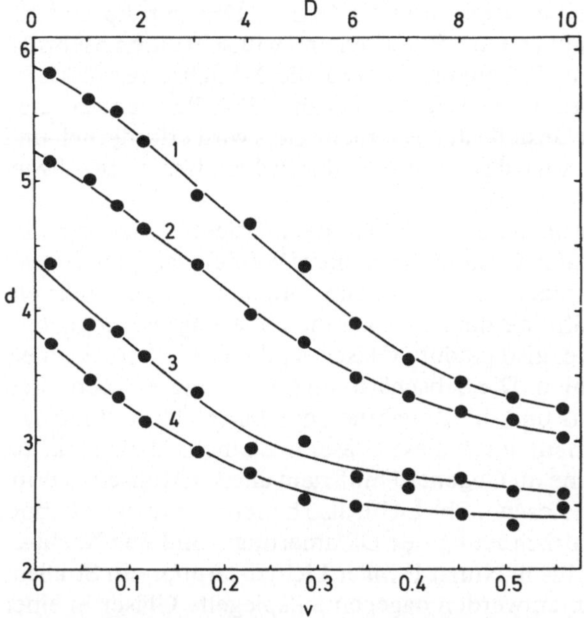

Abb. 5. Pupillendurchmesser (mm) der Altersgruppen 12, 25, 45 und 66 Jahre (Nr. 1-4) bei der Naheinstellungsreaktion nach Schäfer u. Weale [4]. *Links:* Blick in die Ferne; *rechts:* Blick in die Nähe (10 cm)

jedoch den Lichteinfall zur Netzhaut, und damit sinkt die zentrale Sehschärfe. Deshalb muß dem älteren Patienten empfohlen werden, zum Lesen möglichst helle Lampen einzuschalten.

5 Refraktion

Die Linse im menschlichen Auge altert von Geburt an. Man beobachtet dies im Nachlassen der Akkommodationsbreite. Diese beträgt bei der Einschulung etwa 15 Dioptrien und beim 60jährigen nur noch 1 Dioptrie [3]. Dieser Alterungsprozeß bewirkt, daß man Gegenstände im Kindesalter noch wenige Zentimeter vor das Auge halten kann, um sie scharf zu sehen. Mit 45 Jahren gelingt dies ohne Brille jedoch nicht mehr; das Objekt muß zum Erkennen auf Armeslänge vom Auge entfernt werden. Auch das schnelle Hin- und Herblicken zwischen Ferne und Nähe dauert mit zunehmendem Alter länger. Die Ursache des Akkommodationsverlustes ist das Altern der Linse, was sich in einem zunehmenden Elastizitätsverlust bemerkbar macht.

Dieser physiologische Alternsprozeß betrifft jeden Menschen; es handelt sich um keine Erkrankung. Ausnahmen können durch ein- oder beidseitige Kurzsichtigkeit, etwa bis zu 4 Dioptrien, vorgetäuscht werden. – Müssen sehr schwierige kleine Sehaufgaben im Nahbereich gelöst werden, dann kann schon nach dem 40. Lebensjahr vom Patienten über Kopfschmerzen beim längeren Arbeiten geklagt werden. Es ist dann bereits eine Lesebrille erforderlich. Dagegen kommt ein Patient, der wenig liest, vielleicht erst mit 50 Jahren und wünscht eine Lesebrille.

Lesebrillen werden bis zum 60. Lebensjahr etwa alle 2–5 Jahre verstärkt. Sie werden meist sehr gut akzeptiert. Wichtig ist, daß die Gestelle nicht zu groß gewählt werden. Je größer ein Gestell ist, desto mehr Glas wird erforderlich und desto schwerer wird die Brille. Auch das Zentrieren des Brillenglases wird schwieriger.

Um Beschädigungen zu vermeiden, sollte man dem Patienten, der nur eine Lesebrille benötigt, etwas stabilere Gestelle empfehlen. Werden dagegen Bifocal- oder Trifocalbrillen ständig getragen, also auch beim Autofahren, dann sollte ein möglichst dünnes Gestell gewählt werden, um das Sehen so wenig wie möglich zu behindern. Lichtabsorbierende, also getönte Gläser, sind – außer bei Augenerkrankungen – nicht zu empfehlen. Die Sehschärfe sinkt beim älteren Menschen sowieso durch die Altersmiosis und die Zunahme der Linsendichte. Reduziert man den Lichteinfall zur Netzhaut durch diese Gläser noch mehr, dann sinkt die Sehschärfe noch weiter ab. Ganz im Gegenteil muß dem älteren Menschen dringend empfohlen werden, beim Lesen mehr Licht, also hellere Lampen zu benutzen. Wegen der starken Beeinträchtigung des Dämmerungs- und des Nachtsehens sind generell Gläser nur bis maximal 15%iger Lichtabsorption im Straßenverkehr anzuraten [1]. Empfohlen werden dagegen entspiegelte Gläser in einer Brille. Durch das Entspiegeln wird genau das Gegenteil erreicht wie bei getönten Gläsern. Es kann jetzt durch das Brillenglas mehr Licht hindurchdringen, so daß eine bessere Sehschärfe erreicht wird. Von Nachteil ist, daß diese Gläser sehr berührungsempfindlich sind, so daß die Brille häufig geputzt werden muß.

Mit der Verordnung von Bifocal- oder Trifocalgläsern – also Zwei- oder Dreistärkengläser – sollte man zurückhaltend sein. Der ältere, wenig bewegliche Mensch, gewöhnt sich nur schwer an solche Gläser. Es ist günstiger, ihm zwei Brillen – je eine für Ferne und Nähe – zu verordnen. Diese Gläser sind angezeigt beim anpassungsfähigen Patienten in den 40er oder Anfang der 50er Jahre, der differenzierte Sehaufgaben in Ferne und Nähe zu erfüllen hat. Der Vorteil der Mehrstärkengläser einschließlich der Gleitsichtgläser ist, daß mit einer Brille rasch zwischen Ferne und Nähe gewechselt werden kann. Nachteilig ist, daß der Fernblick überlicherweise durch den oberen Teil des Glases und der Nahblick durch den unteren Teil des Glases erfolgen muß. Schwierigkeiten entstehen deshalb beim Treppensteigen, wenn durch das Nahteil gesehen wird. Über diese Probleme muß der Patient informiert werden, und man sollte ihn evtl. die Gläser vor der Verordnung probieren lassen.

6 Sehhilfen

Bei Sehschwächen des älteren Menschen, aber auch bei Sehbehinderten, werden heute verschiedene Lupensysteme, aber auch Fernsehkameras zur Textvergrößerung zusammen mit hellen Lichtquellen angewendet. Voraussetzung ist der ausdrückliche Lesewunsch des Patienten. Als einfachste Sehhilfen kommen verstärkte Nahteile bei Bifocalbrillen oder verstärkte Lesebrillen in Frage. Der Nahzusatz wird dann so weit erhöht, daß ein befriedigendes Lesen erreicht wird.

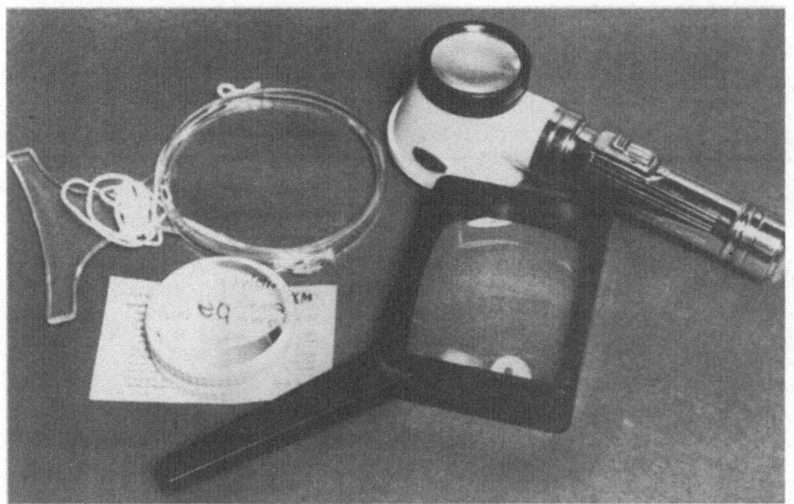

Abb. 6. Verschiedene Leselupen. *Links oben:* Umhängelupe; *rechts oben:* Leuchtlupe

Nachteilig ist, daß in kürzerem Augenabstand gelesen werden muß. So benötigt ein 60jähriger normalerweise einen Zusatz von + 3,0 Dioptrien, um in einem Abstand von 33 cm scharf lesen zu können. Erhöht man den Nahzusatz auf + 5,0 Dioptrien, dann vermindert sich der Nahpunkt schon auf 20 cm Augenabstand. Viele ältere Patienten benutzen gerne zusätzlich zu ihrer Lesebrille noch eine Leselupe als Handlupe oder Leuchtlupe in verschiedenen Ausführungen (Abb. 6). Der Vergrößerungseffekt mit diesen Lupen oder dem verstärkten Nahteil liegt bei bis 2fach. Höhere Vergrößerungen können durch besondere Lupenbrillen bis über 8fach erreicht werden. Sie werden aber meist nur für ein Auge verordnet und erfordern eine ruhige Hand beim Lesen sowie eine ruhige Kopfhaltung. Bei stärkerem Zittern der Hände kann der Lesetext auf einem Lesebänkchen fixiert werden. In Ausnahmefällen kann auch ein Fernsehlesegerät, bei dem der Lesetext über eine Kamera auf einen Bildschirm übertragen wird – mit bis zu 40facher Vergrößerung –, eingesetzt werden.

7 Linse

Die Altersvorgänge in der menschlichen Linse werden seit langem sehr intensiv untersucht [8, 9]. Vom physiologischen Altern der Linse, das sich in einem Elastizitätsverlust und in einer zunehmenden Dichte mit diskreter Gelbverfärbung ausdrückt, muß der graue Star als wichtigste Alterserkrankung unterschieden werden (Abb. 7 a, b). Die Ursachen liegen in Stoffwechselstörungen der Linse selbst und in dem sie ernährenden Kammerwasser.

Nach der Staroperation, bei der die getrübte Linse aus dem Auge entfernt wird, steigt die Sehschärfe vom Erkennen von Hell und Dunkel auf etwa 1/35 = 0,03. Volle Sehschärfe wird erst nach Verordnung einer Starbrille von + 11,0 bis + 13,0 Dioptrien erreicht. Leider ändern sich die optischen Verhältnisse etwas. Mit

                                                          W.D. Schäfer

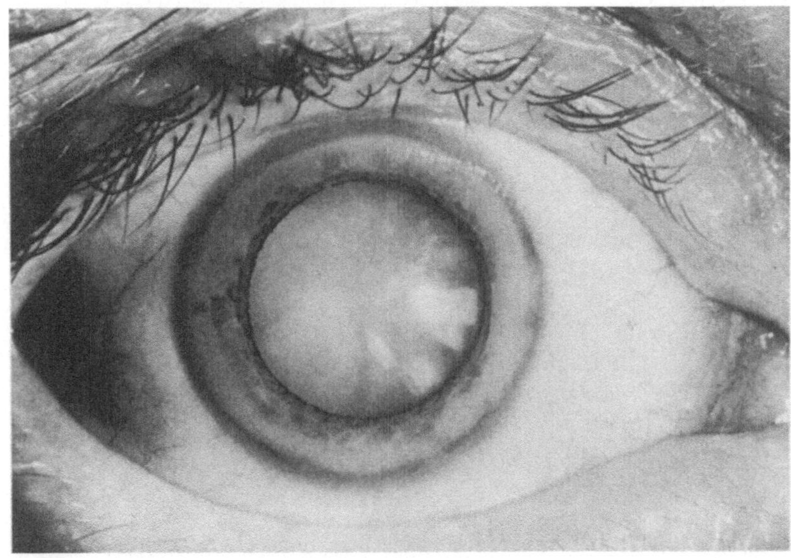

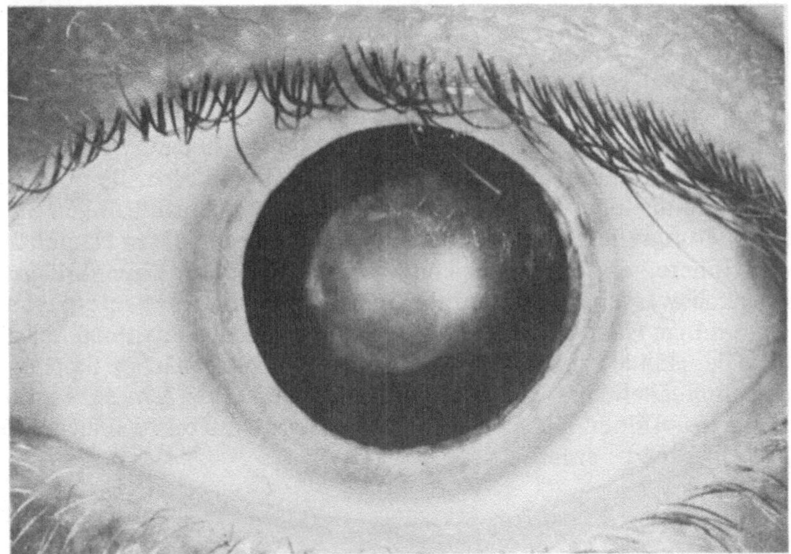

Abb. 7 a. Fast reifer Altersstar bei einer 71jährigen Patientin. **b.** Scheibenförmige zentrale Trübung der hinteren Linsenkapsel (62 Jahre alter Patient)

der Vergrößerung des zentralen Gesichtsfeldes geht eine Einschränkung des peripheren Gesichtsfeldes einher. Die Anpassung auf die neue optische Situation bereitet den Patienten erhebliche Schwierigkeiten, so daß die Zeit des stationären Aufenthaltes unmittelbar nach der Operation dazu voll genutzt werden muß. Neben der Starbrille muß den Patienten – die meist weit über 60 Jahre alt sind – noch eine zusätzliche Lesebrille oder ein Bifocalglas verordnet werden. Manuell geschickte Patienten können auch Kontaktlinsen verwenden.

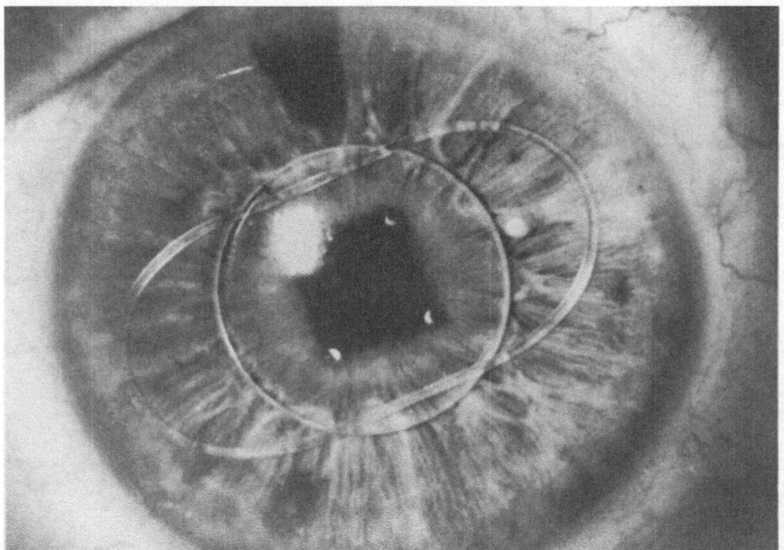

Abb. 8. Intraokulare Kunstlinse, die in der Pupille fixiert ist. Die Halteschlingen liegen vor und hinter der Iris (74jährige Patientin)

In den letzten Jahren setzt sich mehr und mehr die direkt nach der Entfernung der getrübten Linse vorgenommene Implantation einer künstlichen Linse aus Kunststoff durch. Damit sind die optischen Verhältnisse denen eines gesunden Auges praktisch identisch. Nachteilig ist, daß ein großes Stück eines nicht biologischen Materials mitten in das Auge gegeben wird. Über verschiedene Materialien, die genaue Lagerung der Linse, etwa in der vorderen oder in der hinteren Augenkammer, und die Aufhängung der Linse, etwa an der Pupille (Abb. 8), im Kammerwinkel, in erhaltenen Linsenresten oder im Ziliarkörper, streiten sich die Operateure. Sehr progressive Kollegen pflanzen diese Linse schon in jedem Alter ein. Die eher vorsichtigeren beschränken sich auf das höhere Lebensalter.

8 Glaskörper

Im Alter treten physiologische Verdichtungen des Glaskörpers auf, so daß oft der Seheindruck von tanzenden Mücken oder von Schlieren entsteht. Ebenfalls physiologisch ist die sog. hintere Glaskörperabhebung, ein Schrumpfungsprozeß des Glaskörpers, in dessen unmittelbarer Folge eine vermehrte Neigung zu Netzhautablösungen beobachtet wird.

9 Netzhaut – Aderhaut – Sehnerv

Bei Erkrankungen der Netzhautmitte kann das Sehen des Patienten durch Metamorphopsien gestört sein. Er sieht dann größer oder kleiner, besonders aber ver-

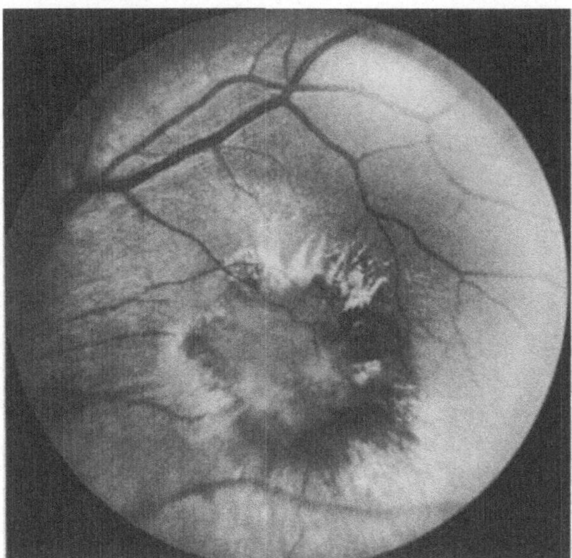

Abb. 9. Ausgeprägtes Maculaleiden mit fettigen Degenerationen und Blutungen bei einem 63jährigen Patienten

zerrt oder farbig veränderte Objekte. Im allgemeinen kann man an der Netzhaut und am Sehnerv sowie an den Gefäßen das Alter eines Menschen grob abschätzen. Der Fundus ist insgesamt reflexärmer, auch der Foveareflex fehlt, und am Sehnerven wird eine zentrale Exkavation beobachtet. Die Behandlung der Altersveränderungen der Blutgefäße (Fundus arterioscleroticus) erfolgt durch Internisten und Hausarzt im Rahmen der allgemeinen Behandlung der Arteriosklerose. Ähnliches trifft zu für die altersbedingten Veränderungen der zentralen Netzhaut, die als senile Maculaleiden zusammengefaßt werden (Abb. 9). Der Augenarzt empfiehlt dann eine Besserung des Allgemeinzustands des Patienten mit Digitalisierung sowie durchblutungsfördernden und gefäßabdichtenden Maßnahmen.

10 Motilitätsstörungen

Gelegentlich klagen ältere Patienten über Doppelbilder und über asthenopische Beschwerden. Man faßt darunter Kopf- und Augenschmerzen, aber auch Augenbrennen ähnlich einer Bindehautentzündung zusammen. Die Ursache kann eine Heterophorie – ein latentes Schielen – sein, die mit zunehmendem Alter dekompensiert. Können die Augen nicht mehr gerade gehalten werden, dann treten Doppelbilder auf.

Man sollte auch bei älteren Menschen nicht zögern, eine Operation zur Behebung des Schielens vorzunehmen (Abb. 10). Natürlich muß vorher die Bewegungsstörung genau untersucht und auch die Möglichkeiten einer Korrektur durch Brillenverordnung bedacht werden. In wenigen Fällen kann auch durch

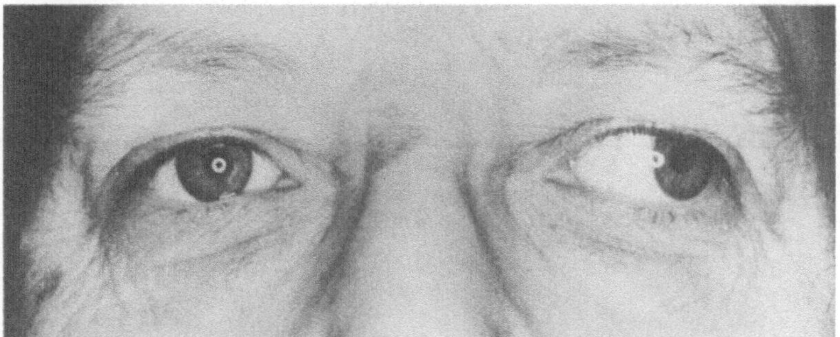

Abb. 10. Strabismus divergens sinister. Blick geradeaus (58jährige Patientin)

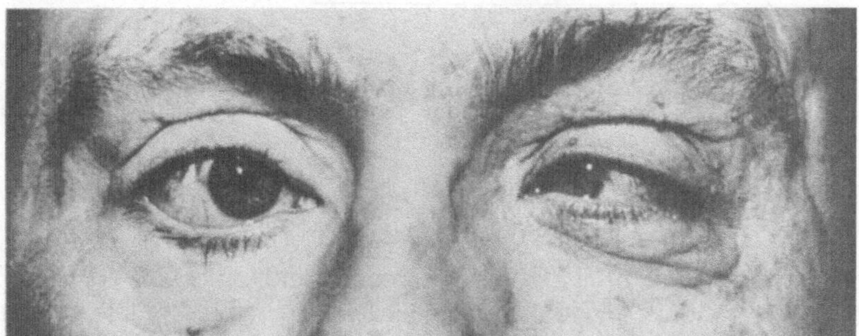

Abb. 11. Abduzens- und Fazialislähmung rechts nach zerebraler Durchblutungsstörung. Blick nach rechts (51jähriger Patient)

Prismen eine Zustandsverbesserung erreicht werden. Der Erfolg einer Schieloperation ist meist gut, der Eingriff wird vom Patienten auch gut toleriert.

Die Zeichen einer Augenmuskellähmung sind meist viel dramatischer. Paresen treten nach Verletzung, Durchblutungsstörungen (Abb. 11) und anderen intrakraniellen Prozessen akut auf und verursachen permanente Doppelbilder sowie okulären Schwindel [6]. Am Auge kommt es zur Trochlearisparese, bei der der M. obliquus superior betroffen ist, zur Abduzensparese, bei der der Rectus externus betroffen ist, und zur Okulomotoriusparese. Bei letzterer sind alle restlichen Augenmuskeln und der Levator palpebrae – der Lidheber – befallen. Die Therapie bei Lähmungen besteht zunächst darin, dem Patienten die störenden Doppelbilder zu nehmen. Es werden erst das gelähmte und später wechselseitig beide Augen occludiert. Nach Klärung der Ursache der Erkrankung wird im weiteren der Verlauf genau dokumentiert, da man operative Korrekturen erst nach 1 Jahr vornehmen sollte.

11 Sehschärfe für bewegte Objekte

Neben dem seltenen Begleitschielen und den Augenmuskellähmungen beobachtet man bei fast allen älteren Menschen eine physiologische Einschränkung des

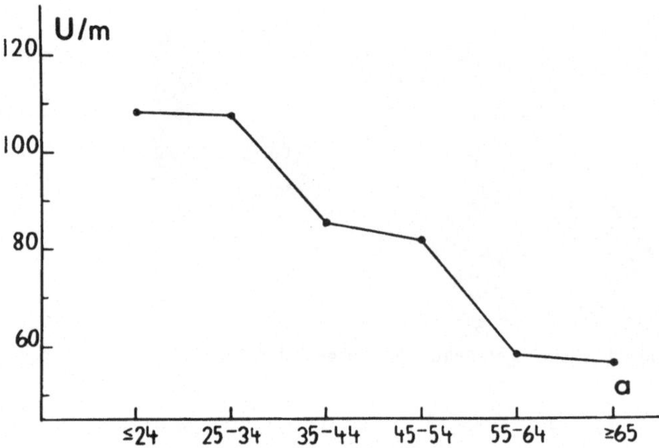

Abb. 12. Abhängigkeit der Sehschärfe für bewegte Objekte vom Alter. *Abszisse:* Altersgruppe in Jahren; *Ordinate:* Umdrehungsgeschwindigkeit pro Minute. Linearer Abfall der Sehleistung in den mittleren 4 Altersgruppen. (Nach Schäfer et al. [5])

Blickfelds. Das ist der Bereich, der ohne Kopfbewegung gesehen werden kann. So reduziert sich das horizontale Blickfeld für den Rechts- und Linksblick von 49,6° bei 21- bis 25jährigen um 15%, auf 42,0° bei 76- bis 80jährigen [2]. Die Ursache ist in Veränderungen der Muskulatur und in Schrumpfungen des orbitalen Fettgewebes zu suchen.

Alle diese sensorischen und motorischen Veränderungen mit zunehmendem Alter kann man gut mit einem komplexen Verfahren, der Sehschärfe für bewegte Objekte, nachweisen. Es müssen dabei Sehzeichen, die kreisförmig oder horizontal auf einer Projektionswand bewegt werden, vom Probanden erkannt werden. Überprüft man die verschiedenen Lebensalter, dann findet sich in den mittleren Altersgruppen ein fast linearer Abfall dieser Sehleistung (Abb. 12).

Literatur

1. Aulhorn E, Körner D, Luddeke H (1974) Der Einfluß von Sonnenschutz- und Filtergläsern auf Dämmerungssehschärfe und Blendungsempfindlichkeit. Ber Dtsch Ophthal Ges 72:269–275
2. Hager G (1958) Das Blickfeld und Umblickfeld bei gesunden Normalsichtigen. Klin Monatsbl Augenheilkd 132:656–670
3. Sachsenweger R (1971) Altern und Auge. Thieme, Leipzig
4. Schäfer WD, Weale RA (1970) The influence of age and retinal illumination on the pupillary near reflex. Vision Res 10:179–191
5. Schäfer WD, Immich H, Sipp HV (1973) Der Einfluß von Alter und Geschlecht auf das Erkennen bewegter Objekte. Graefes Arch Ophthal 188:253–262
6. Schäfer WD (1975) Die Ursachen des okulären Schwindels und Therapiemöglichkeiten. Verh Ges Neurootol Aequilib 4:239–250
7. Schäfer WD (1980) Ophthalmologische Rehabilitation bei alten Patienten. In: Störmer A, Michel D, Steinmann B (Hrsg): Schwerpunkte in der Geriatrie, Bd 6. Banaschewski, München, S 148–157
8. Weale RA (1963) The aging eye. Lewis, London
9. Weale RA (1982) A Biography of the eye. Development, growth, age. Lewis, London

Sachverzeichnis